健康診断で
コレステロール値が
高めの人が読む本

昭和大学医学部 第一内科教授
平野勉
Tsutomu Hirano

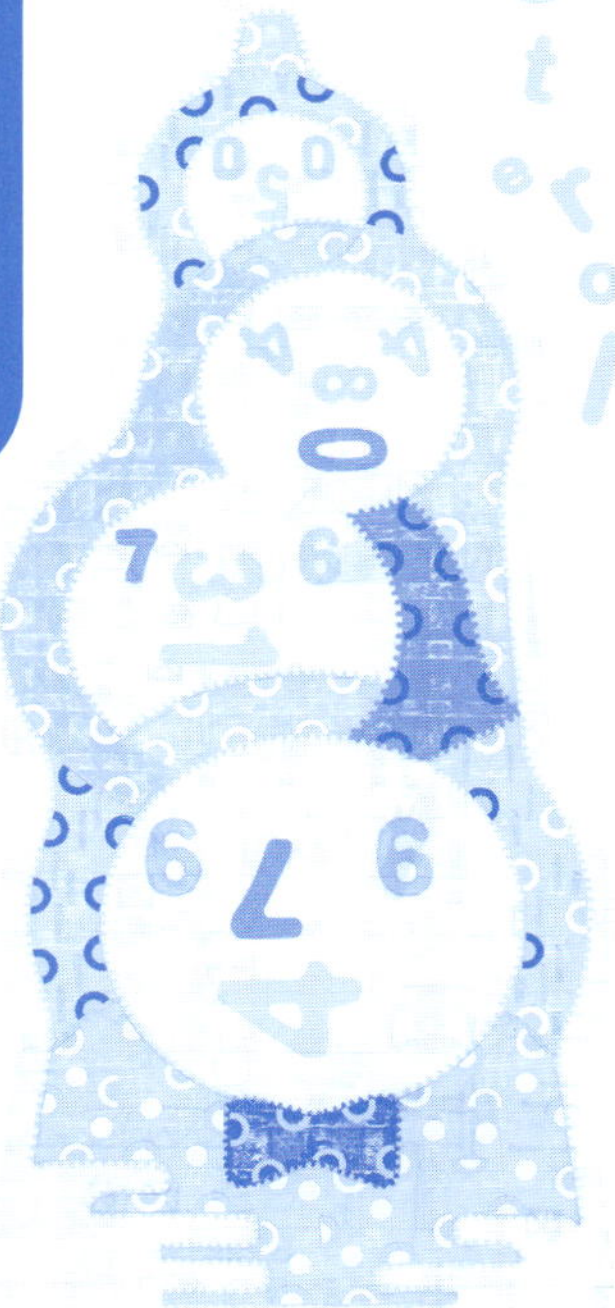
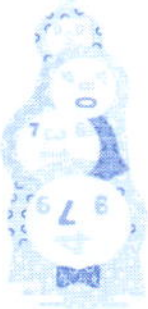
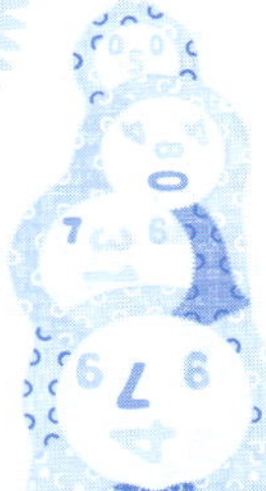
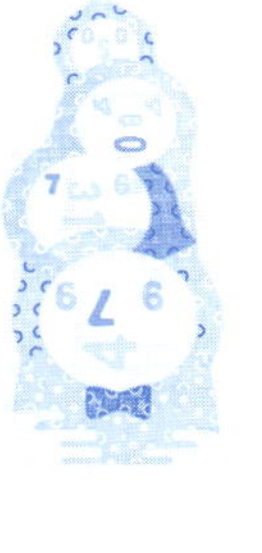

Cholesterol

medical examination

Cholesterol

幻冬舎

はじめに

近年、健康診断などで、コレステロール値の高さを指摘される人が急増しています。

ただ、そういわれて危機感を抱く人はどれくらいいるでしょうか。そもそも、コレステロール値が高いといっても、すぐに体に異変が起きるわけではありません。よほど高い数値が出て、病院で指導を受けることでもなければ、「体に異常はないから大丈夫」と放っておく人がほとんどでしょう。

これが、落とし穴です。

血中のコレステロール値が高い状態が続くと、コレステロールが血管壁にたまり、血管が狭くなっていきます。そのまま放っておくと、血流が悪くなったり血管がつまったりして、心臓や脳に重大な疾患をもたらします。こうした事態を避けるには、常に自分の数値に気を配り、管理しておかなければなりません。

コレステロールは主に体内で合成される物質なので、数値をコントロールするためには、薬を使うのが効果的という説もあります。しかし、日頃のちょっとした食習慣や生活習慣の改善が、正常値を維持し、病気をふせぐことにつながるのも事実です。本書では、その改善策を主に紹介しています。本書を通して、コレステロール値について正しく理解するとともに、数値改善のために役立てていただければ幸いです。

昭和大学医学部　第一内科教授
平野 勉

目次

第1章 検査のあとのQ&A

第2章 わたしの数値はなぜ高い？

CONTENTS

第3章

改善ポイント

高コレステロール食品をかしこく食べる

CONTENTS

CONTENTS

第1章

検査のあとのQ&A

コレステロールの正体から、
治療が必要になるタイミングまで。
コレステロール値が高いといわれた人の
疑問に答えます。

Q 数値がどれくらい高いと、異常と診断されるのですか？

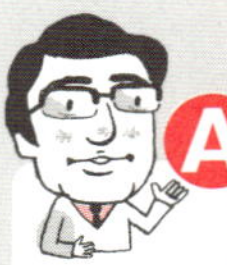

A コレステロール値に異常がみられても、治療が必要ない場合もあります。数値が異常かどうかは、高脂血症の診断基準と照らし合わせて判断されます。

コレステロール値には3種類ある

　コレステロール値に異常があり、治療が必要かどうかは、「高脂血症」の診断基準をもとに判断されます。高脂血症とは、血液中の脂質（コレステロールまたは中性脂肪）が増えすぎた状態のことです。一般的な血液検査でわかるのは、「総コレステロール値」「ＬＤＬコレステロール値」「ＨＤＬコレステロール値」「中性脂肪値」の４つ。通常の検査ではＬＤＬ値が出ないこともありますが、ほかの数値から割り出せます。

　ＨＤＬ値以外のいずれかが基準値を超えると、高脂血症と診断されますが、コレステロール値が高いかどうかは、総コレステロール値ではなくＬＤＬ値をもとに判断することが推奨されています。これは、総コレステロール値が高い人のなかには、ＨＤＬ（高数値でも高脂血症にはならない）のみの増加により高数値になっている人が多いためです。

ひとことアドバイス

コレステロールはどこにある？

　成人の場合、全身のコレステロール量は約１００～１２０g。約25％が脳・神経系に、約25％が筋肉に、約10％が血液中に存在し、残りは皮膚や内臓に含まれています。

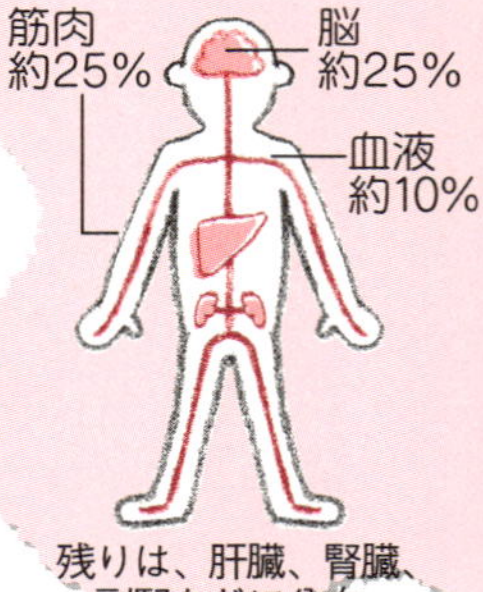

残りは、肝臓、腎臓、副腎などに分布。

高脂血症の診断基準と比べてみよう

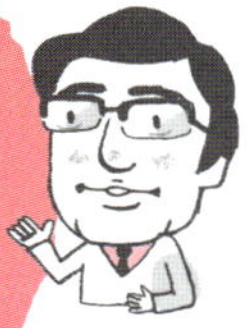

脂質	基準値 (mg/dl)
総コレステロール	220未満
LDLコレステロール	140未満
HDLコレステロール	40以上
中性脂肪	150未満

（日本動脈硬化学会「動脈硬化性疾患診療ガイドライン2002年版」）

総コレステロール：血液中のコレステロールをすべて合わせたもの。この数値が高かったとしても、HDLコレステロール値が高いだけの場合もあるため、基準値を超えたからといって高脂血症と判断することはできない。

LDLコレステロール：LDLはコレステロールを全身に運ぶ。LDLが運ぶコレステロールを、LDLコレステロールといい、増えすぎると動脈硬化を進める。

HDLコレステロール：HDLは、血中の余分なコレステロールを回収して動脈硬化を防ぐ。HDLが回収したコレステロールをHDLコレステロールと呼ぶ。

中性脂肪：食べすぎやアルコールのとりすぎなどで増える。中性脂肪の増減は、コレステロールとも深いかかわりがある（18ページ参照）。

LDLコレステロール値は、計算式から求めることができる

LDLコレステロール値は、下の計算式で求められるが、中性脂肪値が400mg/dl以上の場合は、誤差が大きくなるため当てはまらない。

LDLコレステロール値 ＝ 総コレステロール値 － HDLコレステロール値 －（中性脂肪値 ÷5）

Q そもそもコレステロールって何? 数値が高い＝悪いことですか?

A コレステロールは脂質。2種のリポたんぱく（LDLとHDL）として存在します。LDLが増えるのは問題ですが、HDLが増えるのはむしろいいことです。

LDL値が高いときと、HDL値が低いときが問題

コレステロールは、脂質の一種です。そのままの形では水に溶けないため、水になじみやすいたんぱく質やリン脂質と結びつき「リポたんぱく」として血液中に存在します。血液検査で数値が出る「中性脂肪」も、同じく脂質の一種です。

リポたんぱくは含まれる成分や粒子の大きさの違いで、カイロミクロン、VLDL、LDL、HDLの4種類に分けられます。

このうちLDLは、コレステロールの運搬役。全身の組織にコレステロールを運びます。増えすぎたコレステロールは病気を招くため、LDLコレステロールは、「悪玉コレステロール」と呼ばれます。

いっぽうHDLは、コレステロールの回収役。余分なコレステロールを回収して肝臓に戻り、排泄するため、HDLコレステロールは「善玉コレステロール」と呼ばれます。

リポたんぱくの構造

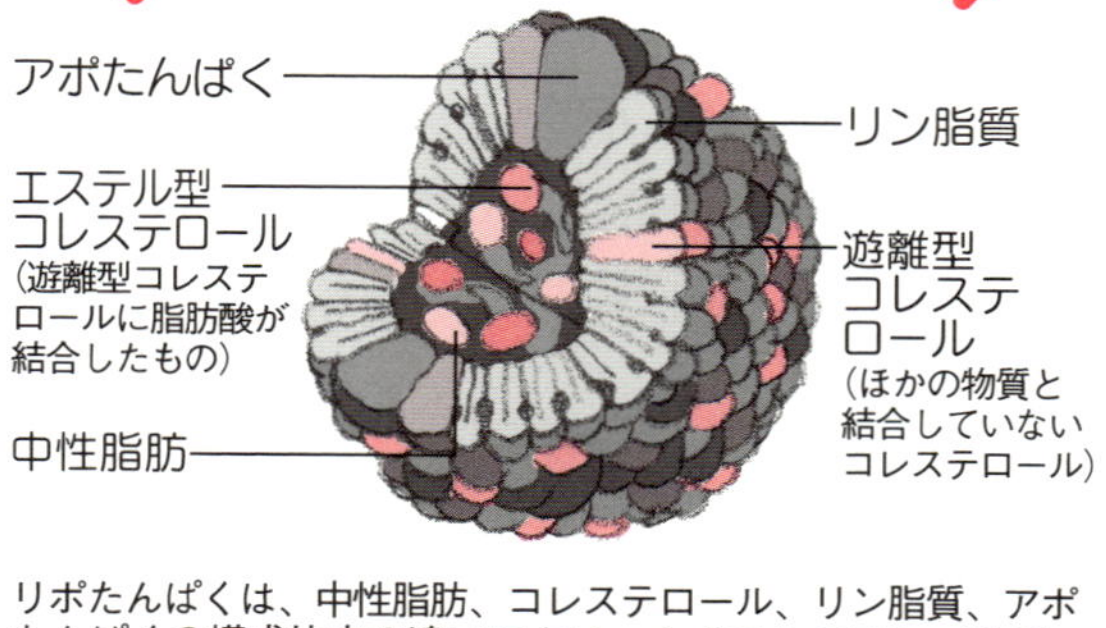
アポたんぱく
リン脂質
エステル型
コレステロール
（遊離型コレステロールに脂肪酸が結合したもの）
遊離型
コレステロール
（ほかの物質と結合していないコレステロール）
中性脂肪

リポたんぱくは、中性脂肪、コレステロール、リン脂質、アポたんぱくの構成比率の違いにより、カイロミクロン、VLDL、LDL、HDLの4種類に分けられる。

リポたんぱくがコレステロールを運び回収する

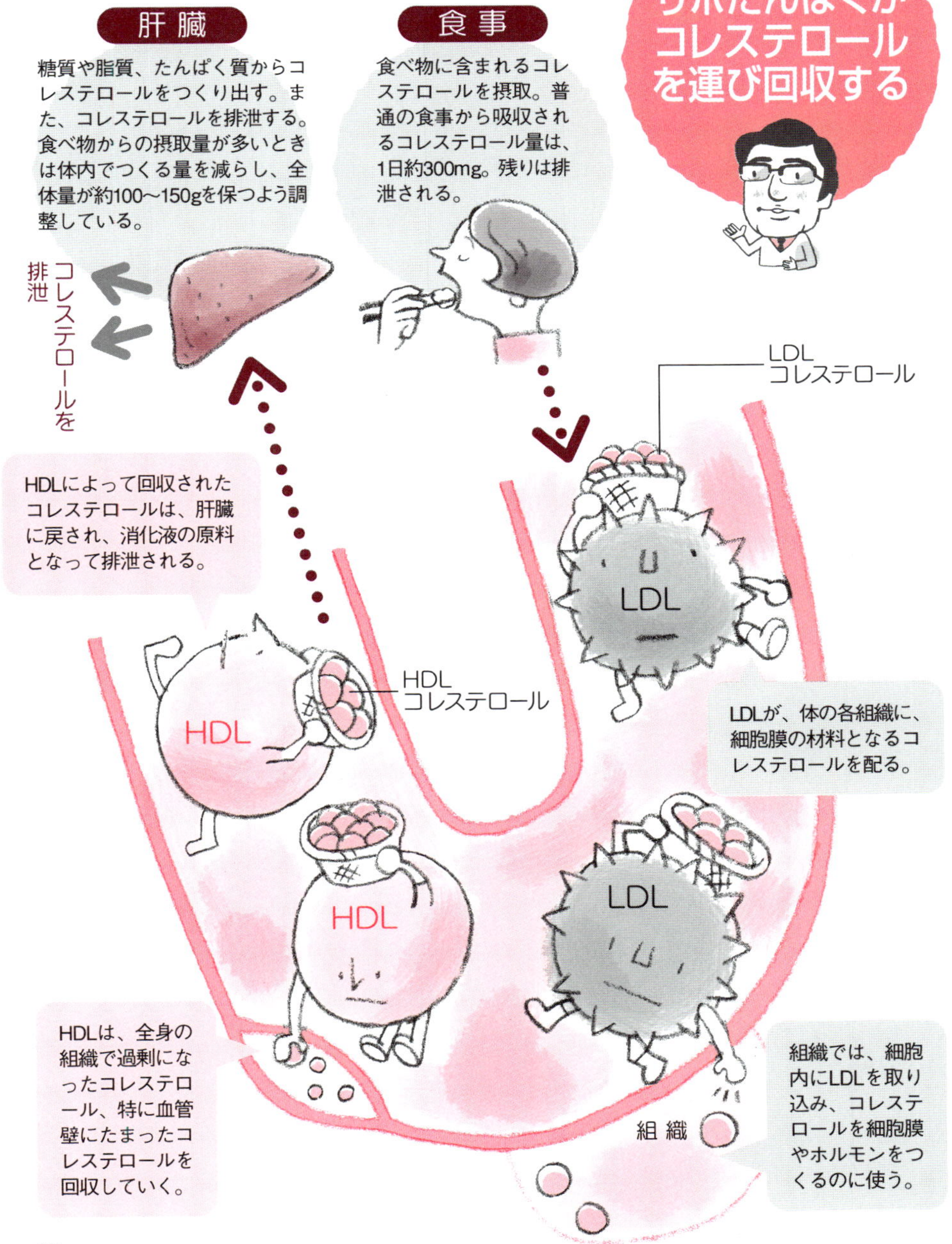

肝臓
糖質や脂質、たんぱく質からコレステロールをつくり出す。また、コレステロールを排泄する。食べ物からの摂取量が多いときは体内でつくる量を減らし、全体量が約100～150gを保つよう調整している。
コレステロールを排泄
食事
食べ物に含まれるコレステロールを摂取。普通の食事から吸収されるコレステロール量は、1日約300mg。残りは排泄される。
LDLコレステロール
HDLによって回収されたコレステロールは、肝臓に戻され、消化液の原料となって排泄される。
LDL
HDLコレステロール
HDL
LDLが、体の各組織に、細胞膜の材料となるコレステロールを配る。
HDL
LDL
HDLは、全身の組織で過剰になったコレステロール、特に血管壁にたまったコレステロールを回収していく。
組織
組織では、細胞内にLDLを取り込み、コレステロールを細胞膜やホルモンをつくるのに使う。

Q コレステロール値は、低ければ低いほどいいものなの？

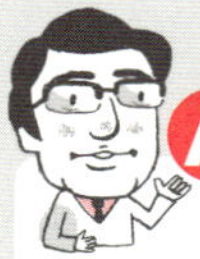

A コレステロールは、細胞膜やホルモンをつくるために必要不可欠なもの。総コレステロールが少なすぎるのは、「低コレステロール血症」という病気です。

コレステロールは体にとって必要不可欠なもの

コレステロール値が高いと病気を引き起こすことから、コレステロールそのものが悪役ととらえられがちですが、それは大きな間違いです。コレステロールは、人間の体の営みに大切な3つの役割を持っています。

その役割とは、「細胞膜の構成組織になる」「性ホルモンや副腎皮質ホルモンなどの各種ホルモンの原料になる」「食べ物の消化吸収にかかわる胆汁酸の原料になる」の3つ。

したがって、コレステロールは少なすぎてもいけないのです。

コレステロールが少なすぎる状態を「低コレステロール血症」といいます。貧血が起こったり、ホルモンの働きが乱れることによるさまざまな症状があらわれます。

基準値を守って（9ページ参照）、多すぎず少なすぎず、適切な量を保つようにしたいものです。

用語解説

「胆汁」とは

脂肪の消化吸収を助ける消化液の一種。肝臓でつくられ、一時的に胆のうにためられたのち、十二指腸に分泌される。

「胆汁酸」とは

胆汁の主成分。脂肪分を吸収しやすくする。コレステロールを原料として、1日に約500～1000mgつくられている。腸内で役目を終えると、90％が吸収されて肝臓に戻る。

細胞や消化液の生成に必要な脂質

細胞膜をつくる

体を構成する細胞を包んでいる細胞膜をつくっている。細胞膜には代謝に必要なものを取り入れ、不要なものを排出する物質交換システムがある。

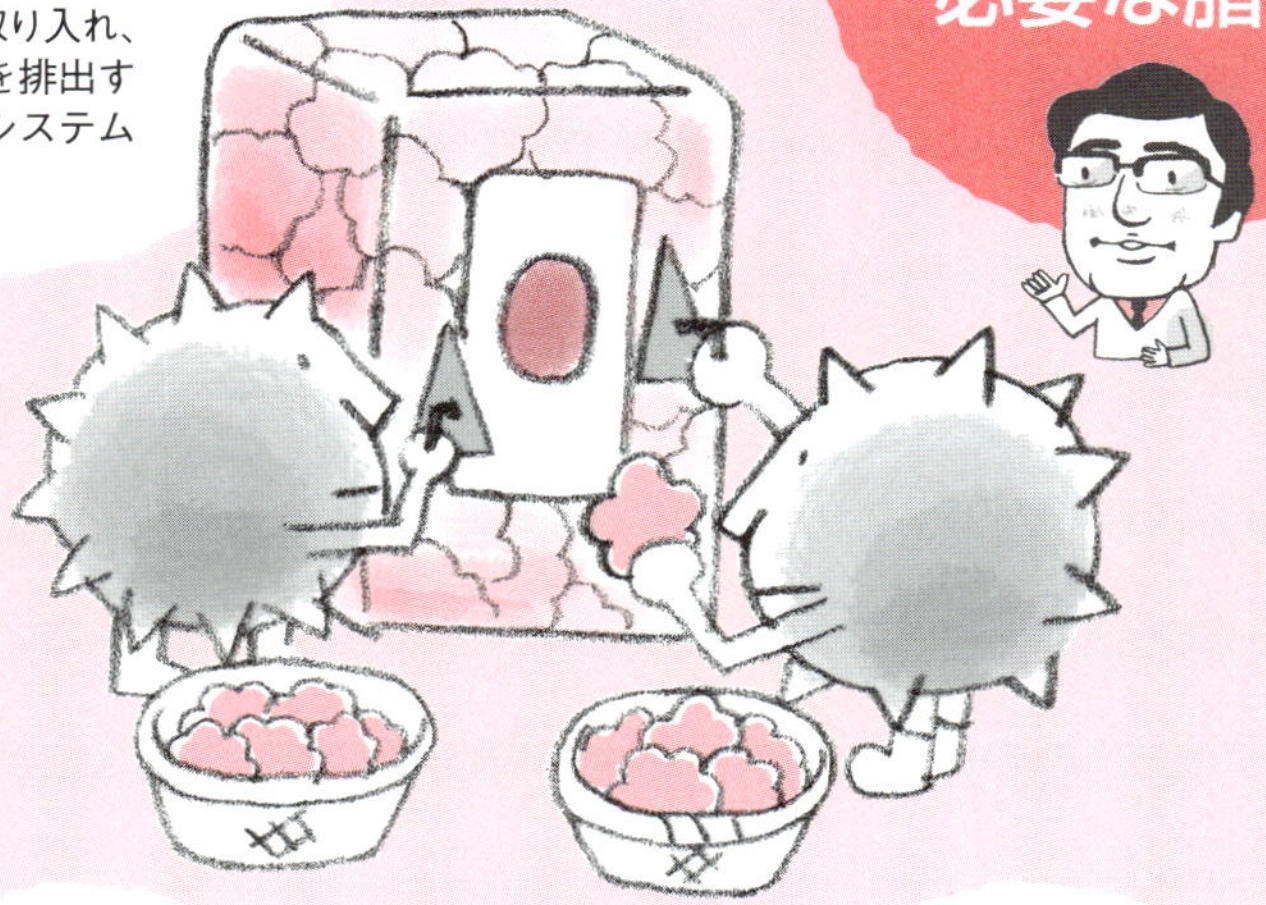

消化液をつくる

肝臓でつくられる消化液「胆汁」の主成分である胆汁酸の原料となる。胆汁酸には脂肪分や、脂溶性ビタミンの消化吸収を促す働きがある。

ホルモンをつくる

生命の維持に欠かせないホルモンを含む副腎皮質ホルモンや、生殖機能をつかさどる男性ホルモン、女性ホルモン（卵胞ホルモン、黄体ホルモン）の原料になる。

総コレステロールが少なすぎると……

低コレステロール血症

貧血を起こしやすくなる

細胞膜の原料のコレステロールが不足すると、血管壁がもろくなり赤血球が十分つくられなくなるため、貧血になる場合も。

しびれなどの運動障害が起こる

コレステロールは神経系にも影響するため、神経細胞の働きが低下したり、神経伝達物質が不足して、しびれなどの運動障害が起こる。

Q 基準値を超えています。すぐに治療を始めなければいけませんか？

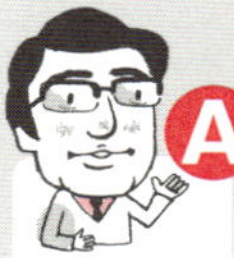

A 治療は、さらに詳しい検査を受けてから始めます。治療法や管理目標値は、どれだけ病気を発症しやすいかによって異なってくるからです。

冠動脈疾患の有無と危険因子の数で治療方針を決める

健康診断などで基準値を超えていても、すぐに治療を始めるというわけではありません。治療が必要かどうかは、医療機関でより詳しい検査を受けたあとに決定されます。

医療機関では、血液検査や動脈硬化の程度を調べる検査をおこなうとともに、冠動脈疾患を引き起こす「危険因子」があるかどうかも調べます。「ＬＤＬ値が140mg／dl以上あること」を前提に、そのほかの危険因子としては「糖尿病」「高血圧」「喫煙」「低ＨＤＬコレステロール血症」「冠動脈疾患の家族歴」「加齢」があります。

ガイドラインでは、危険因子の数、冠動脈疾患の有無によって、目標となるコレステロール値が設定されています。これを管理目標値といい、この管理目標値に近づけるために、どんな治療法が適しているかを検討しながら、治療が進められます。

用語解説

「冠動脈疾患」とは

心筋に酸素や栄養を供給する「冠動脈」に硬化が起こることであらわれる病気。血管が狭くなって心筋の血液が不足することで起こる「狭心症」と、血栓によって完全に血管が詰まってしまう「心筋梗塞《こうそく》」のことを合わせて「冠動脈疾患」と呼ぶ。

どちらも心筋への血液が不足する病気のため、まとめて「虚血性心疾患」とも呼ばれる。

危険因子がいくつあるかチェックして

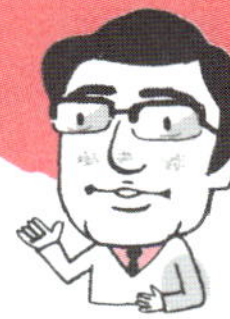

□ 加齢

男性は45歳以上、女性は55歳以上（特に閉経後）に発症率が上がる。

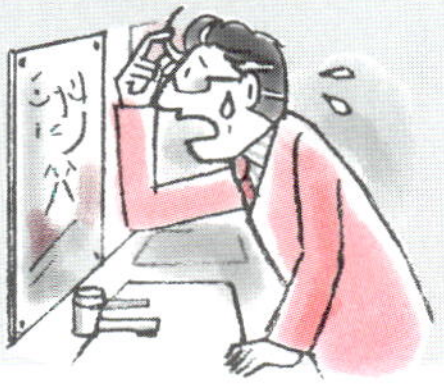

□ 糖尿病

糖尿病は特にリスクが高い。これ1つで、危険因子3つ以上と換算する。

□ 高血圧

収縮期血圧140mmHg、拡張期血圧90mmHg以上だと高血圧と診断される。

□ 冠動脈疾患の家族歴

両親などが冠動脈疾患を発症していると、遺伝的にリスクが高くなる。

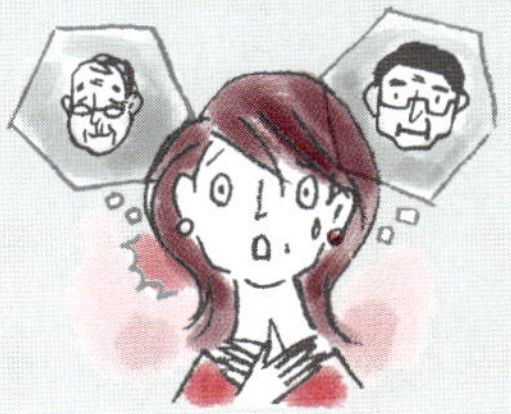

□ 喫煙

喫煙者は冠動脈疾患になりやすく、本数が多いほど確率も高くなる。

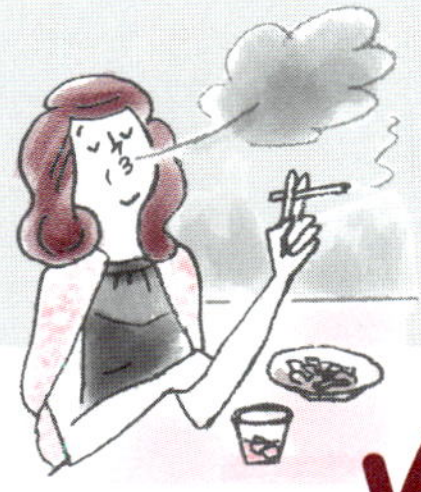

□ 低HDLコレステロール血症

HDLコレステロール値が40mg/dl未満だと、危険因子のひとつとされる。

危険因子の数で分けた管理目標値

冠動脈疾患	危険因子の数	脂質管理目標値（mg/dl）			
		総コレステロール	LDLコレステロール	HDLコレステロール	中性脂肪
なし	0	240未満	160未満	40以上	150未満
	1〜2	220未満	140未満		
	3以上	200未満	120未満		
あり		180未満	100未満		

（日本動脈硬化学会「動脈硬化性疾患診療ガイドライン　2002年版」）

Q 自覚症状はありませんが、体の中で何が起こっているのでしょうか？

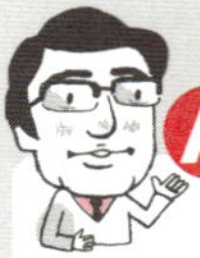

A 高脂血症には、自覚症状はありません。血液中の脂質が増えて血管壁の内側に沈着していき、血流が悪くなったり血管が詰まってから気づくのです。

無症状でも油断は禁物。突然、心筋梗塞を起こすことも

血液中ではLDLが全身の各組織にコレステロールを運搬し、HDLが各組織から回収します。しかし、LDLが増えすぎたり、HDLが少なすぎると、過剰になったLDLが血管壁にたまり、血管の内腔《ないくう》が狭くなって、血流が悪くなります（左ページ参照）。この状態を動脈硬化といいますが、動脈硬化そのものによる自覚症状はほとんどありません。

動脈硬化は加齢によっても起こりますが、加齢が原因の場合に比べて高脂血症が原因の場合のほうが危険性が高くなります。自覚症状がないために、血流が悪くなったり血管が詰まったりして、心筋梗塞《こうそく》などの病気を起こしてから、動脈硬化に気づくことが多いものです。心筋梗塞などは命にかかわるため、発症してから気づいたのでは手遅れになるのが現実。自覚症状がなくても定期的に血液検査を受けてください。

用語解説

「マクロファージ」とは

白血球の一種。細菌などの異物や老廃物を取り込むことで排除する。血管壁内で変性LDLを取りこみ、脂質が詰まった「泡沫《ほうまつ》細胞」になる。

「プラーク」とは

血管壁の内側に、コレステロールなどが沈着した塊のこと。泡沫細胞や、その残骸が集まって形成されるのが「脂質プラーク」。加齢によってできるものもある（左ページ参照）。

増えすぎたコレステロールで血管が狭くなる

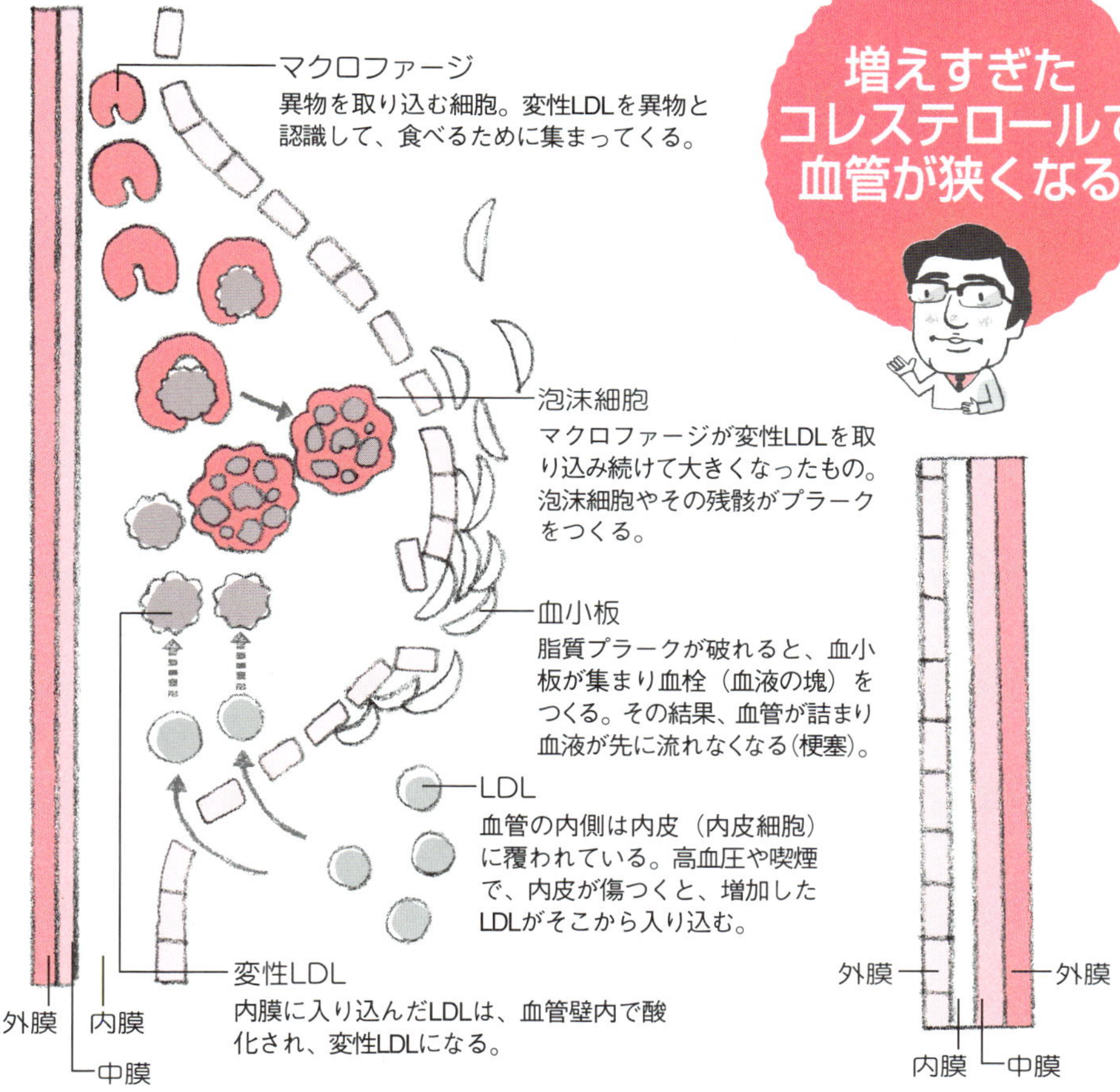
マクロファージ
異物を取り込む細胞。変性LDLを異物と認識して、食べるために集まってくる。
泡沫細胞
マクロファージが変性LDLを取り込み続けて大きくなったもの。泡沫細胞やその残骸がプラークをつくる。
血小板
脂質プラークが破れると、血小板が集まり血栓（血液の塊）をつくる。その結果、血管が詰まり血液が先に流れなくなる(梗塞)。
LDL
血管の内側は内皮（内皮細胞）に覆われている。高血圧や喫煙で、内皮が傷つくと、増加したLDLがそこから入り込む。
変性LDL
内膜に入り込んだLDLは、血管壁内で酸化され、変性LDLになる。
外膜
内膜
中膜
外膜
外膜
内膜
中膜

やわらかいプラークは硬いプラークよりも危険

加齢によってできる「線維性プラーク」（図左）は硬くて安定している。進行もゆるやかなため、バイパス（代わりとなる血管）ができ血流を補う。それに比べ「脂質プラーク」（図右）は、やわらかく破れやすい。破れるとすぐ血栓ができ、それほど血管内腔が狭くなっていなくても、急に詰まってしまう。

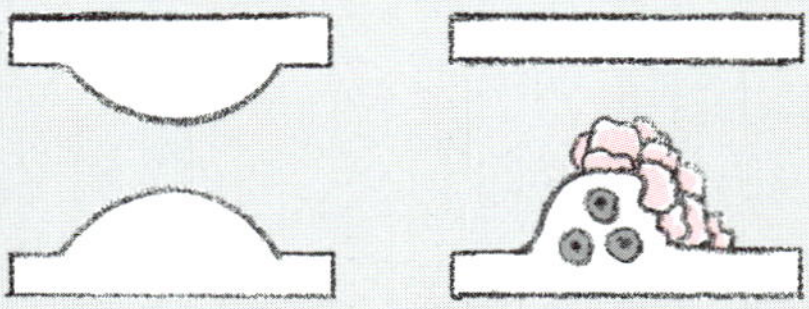

加齢による「線維性プラーク」　高脂血症による「脂質プラーク」

Q
コレステロール値に異常がなければ、中性脂肪値は無視してもいいですか？

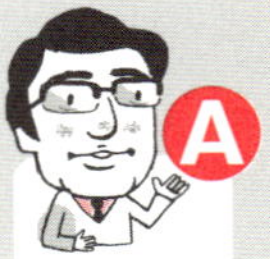

A 中性脂肪が増えると、結果的にコレステロールも増えることになります。中性脂肪値にも注目し、高くなりすぎたら、食事や生活態度の改善が必要です。

中性脂肪の増加は、ＬＤＬを増やして小型化する

血液中の中性脂肪は、ＶＬＤＬ（超低比重リポたんぱく）として運搬されるため、中性脂肪が増えるということはＶＬＤＬの増加を意味します。このＶＬＤＬは、中性脂肪を運び終えたあとは、コレステロールを運ぶＬＤＬ（低比重リポたんぱく）に変わります。したがって、中性脂肪が増えると、結果的にＬＤＬが増え、動脈硬化を進めることになります。

また、近年、ＬＤＬより粒子の小さい「小型ＬＤＬ」が、冠動脈疾患の発生に深くかかわっていることがわかってきました。小型ＬＤＬは、ＬＤＬよりもさらに強く動脈硬化を促進することから「超悪玉コレステロール」と呼ばれていますが、中性脂肪の増加は、このＬＤＬの小型化を促進することがわかっています。

コレステロール値だけでなく、中性脂肪値にも注目しましょう。

ひとことアドバイス

「超悪玉」の有無は血液検査でわかる

小型ＬＤＬの有無は、特殊な血液検査で調べることができる。具体的には「濃度勾配《こうばい》電気泳動法」と、それを簡略化した「リポたんぱく分画精密測定」の2種類の検査法がある。前者は非常に難しく、時間も費用もかかり、健康保険も適用されないが、後者は、健康保険が適用される。

調べたい場合は、高脂血症の専門医に相談してみよう。

中性脂肪が増えることでLDLも増える

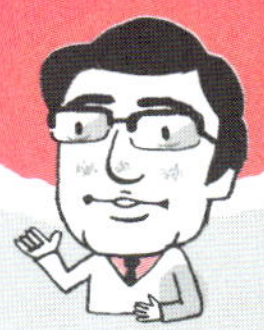

LDLを増やす

中性脂肪を運ぶVLDLは、その後LDLに変わる。したがって、中性脂肪が増えるとLDLも増加する。

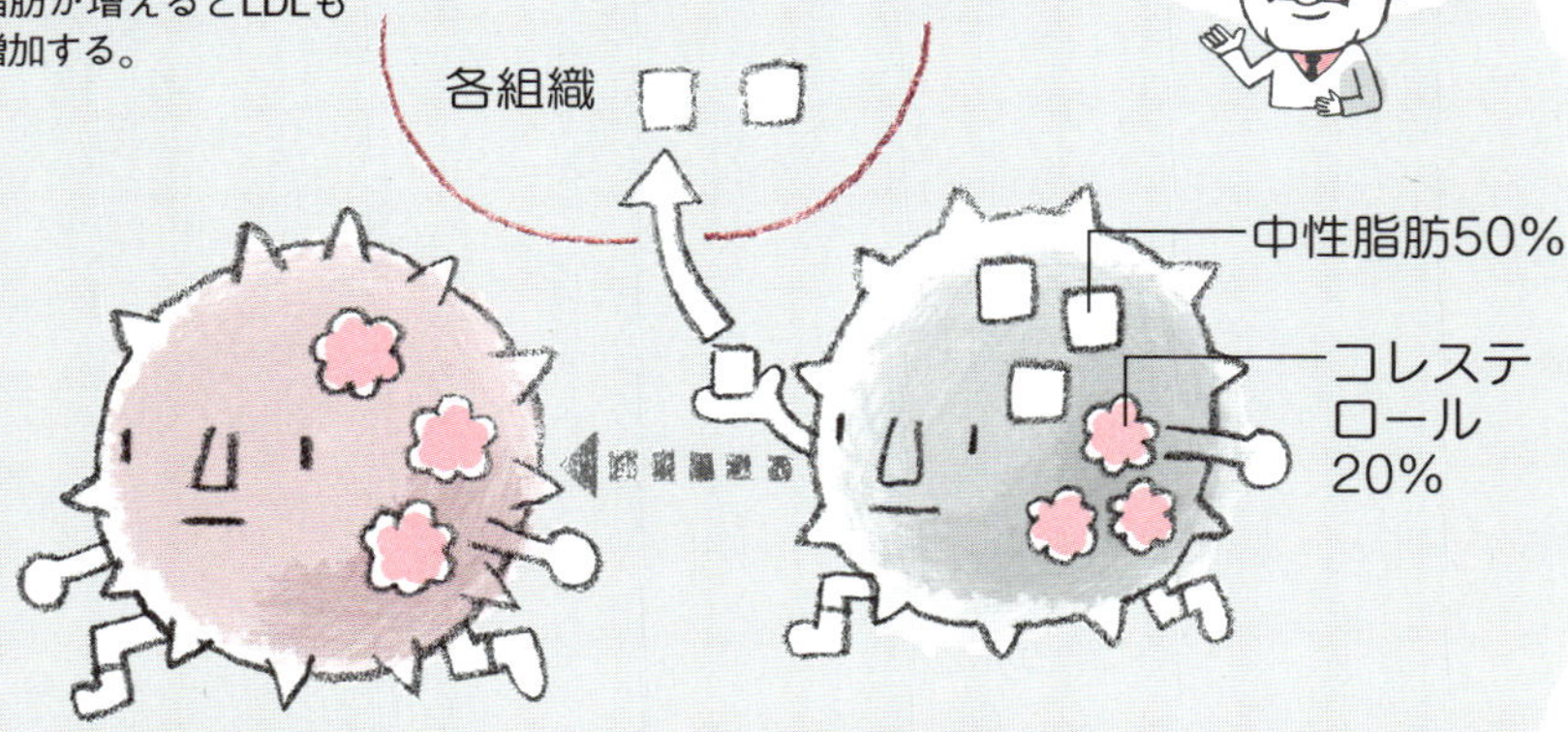

LDL（低比重リポたんぱく）

VLDLは組織に中性脂肪を渡したあと、コレステロールを運ぶLDLに変身する。

VLDL（超低比重リポたんぱく）

中性脂肪とコレステロールを運ぶリポたんぱく。各組織にまず中性脂肪を渡す。

LDLのサイズを小さくする

中性脂肪の増加が、LDLの小型化を促す。LDLが小型化すると、右のような変化があり、動脈硬化を進めることになる。

1 血液中に長くとどまる

小型LDLは通常のLDLよりも3日ほど長く血液中にとどまる。

2 酸化されて変性LDLになりやすい

長く血液中にあるため酸化され、動脈硬化を進める変性LDLになりやすい。

3 血管壁に入り込みやすい

粒子が小さいため、血管壁の内側に侵入しやすい（16ページ参照）。

Column

血液検査を受ける前は、お酒と食事を控えよう

中性脂肪値は食事の影響を受けやすい

血液検査の際は、12時間の絶食後に採血を受けるようにします。それはコレステロール値を考えるうえで注目すべき中性脂肪値（18ページ参照）が、食事に大きく影響されるためです。食事でとった脂肪分は、カイロミクロン（中性脂肪を多く含むリポたんぱく）となり、血液中を運ばれます。カイロミクロンはその後分解され、12時間後に血液中から消えるため、食事の影響を受けていない中性脂肪値を測るには、これ以降でなければならないのです。

食事だけでなく、薬の服用や水分補給にも注意が必要。検査前には以下のことに気をつけてください。

アルコールや糖質入りの飲み物は控える

アルコールのほか、糖質の入ったジュースやスポーツ飲料、ビタミン剤などは飲まないようにする。水は飲んでもよい。

検査を受ける12時間前から絶食をする

食事の影響を受けていない中性脂肪値を測定するため、前日の夕食は早めにすませ、当日の朝食はとらずに検査にのぞむ。

薬の服用は医師に相談してから

薬を服用している人は、朝食をとらずにのんでもよいものと、食事をとらずに服用すると危険なものがあるため、医師に相談してから決める。

数値に異常がみられた場合は、
診察や問診によって、
黄色腫《おうしょくしゅ》（35ページ参照）の有無や
家族歴、日ごろの生活習慣
などについて
チェックされることになるよ

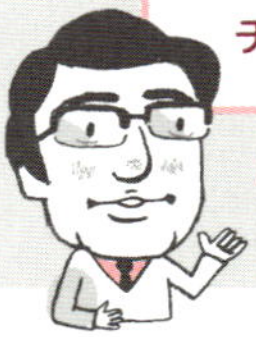

第2章

わたしの数値はなぜ高い？

生活の乱れ、ほかの病気の影響、
心当たりはありませんか？
あなたの数値が高くなった
理由を解き明かします。

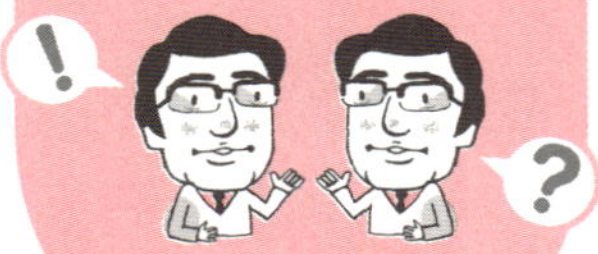
!
?

食生活や生活態度をチェック。心当たりがあったら注意が必要

コレステロール値が高くなる原因はさまざまです。一番の原因は生活習慣の乱れですが、加齢やほかの病気の影響で高くなることもあります。原因を探ってみましょう。

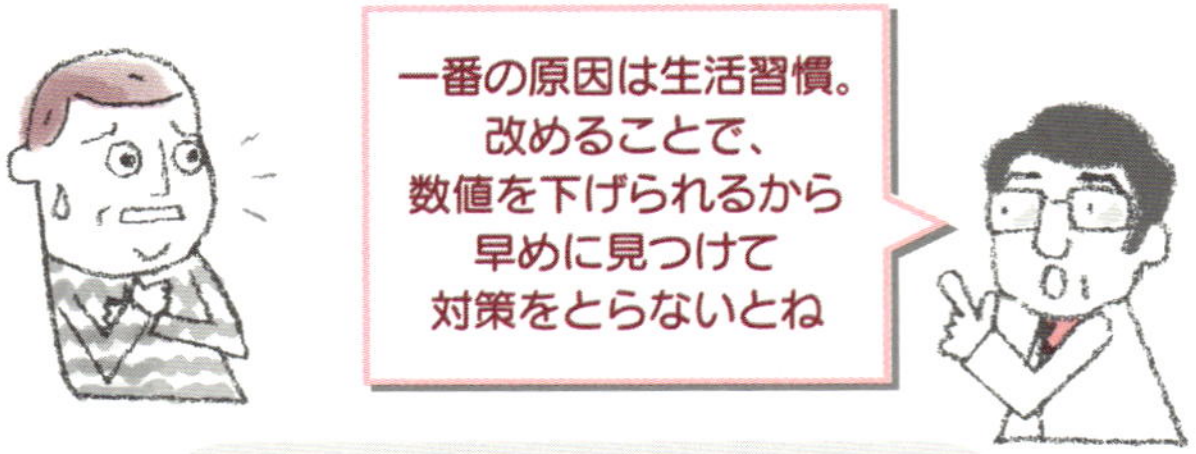
一番の原因は生活習慣。
改めることで、
数値を下げられるから
早めに見つけて
対策をとらないとね

食生活＆運動チェック

- □脂っこくて味の濃い料理が好きだ
- □食事は肉料理がメインで、野菜や魚はあまり食べない
- □お菓子や果物など、甘いものが好きだ
- □ファーストフードを頻繁に利用する
- □通勤や買い物に行くのに、自動車を使う
- □駅や建物の中では、階段を使わずエスカレーターに乗る
- □太っている、または最近太った

←24ページへ

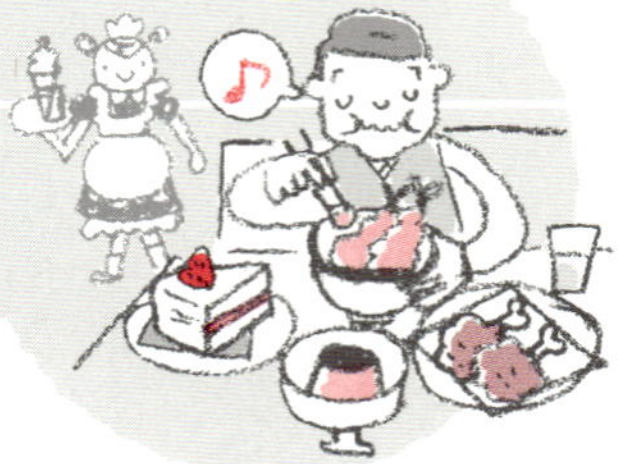

アルコールチェック

- □接待や付き合いで、週に2日以上飲みに行く
- □ビールが好きだ
- □飲みすぎることが多い

←26ページへ

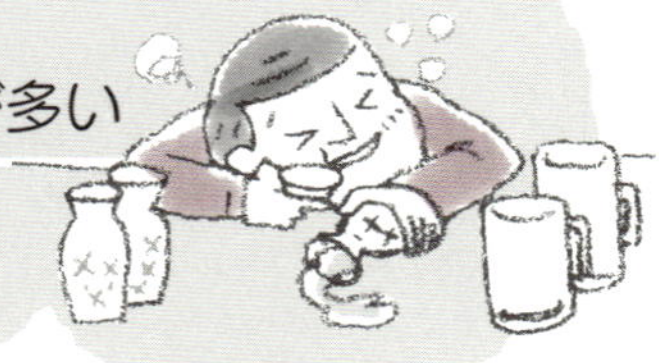

喫煙チェック

- □たばこを吸う
- □自分は吸わないが、
家の中で
たばこを吸う家族がいる

←28ページへ

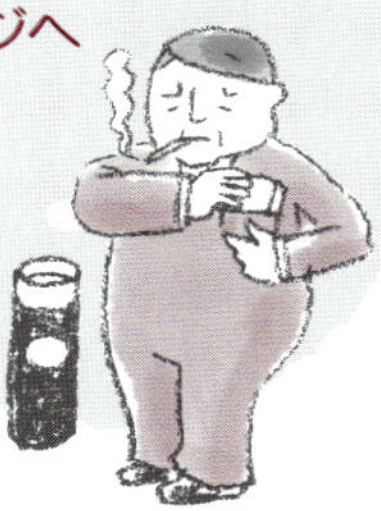

ストレスチェック

- □イライラすることが増えた
- □頭がすっきりせず、目が疲れやすい
- □朝、気持ちよく起きられない
- □眠れなかったり、
夜中に何度も目を覚ましたりする

←30ページへ

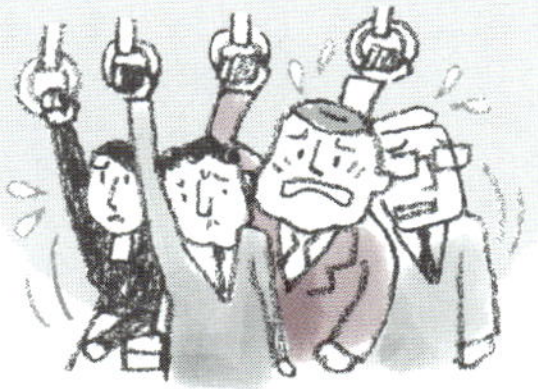

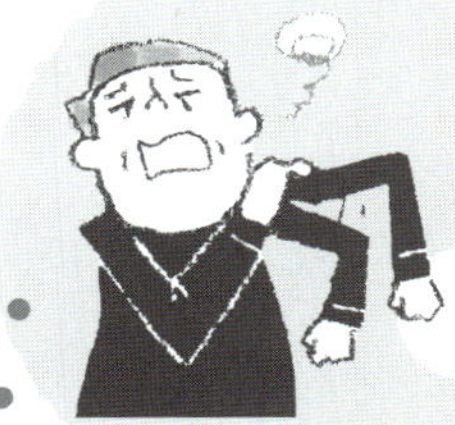

年齢チェック

- □40歳以上である
- □閉経している
（女性の場合）

←32ページへ

家系チェック

- □家族に
高脂血症の人がいる
- □心筋梗塞《こうそく》や脳梗塞で
亡くなった親族が多い

←34ページへ

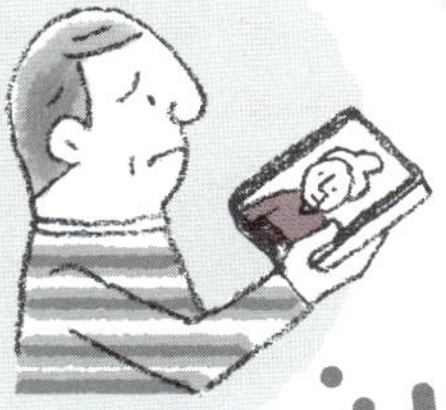

病気チェック

- □糖尿病を患っている
- □肝臓や腎臓の病気を
患っている
- □高血圧のため、
降圧剤を服用している

←36ページへ

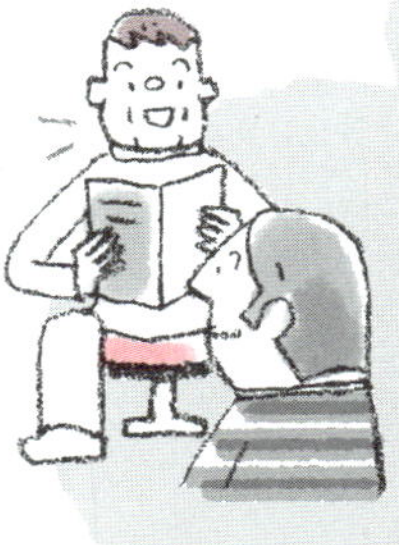

チェックが多く入った項目が、
あなたの数値を高めた原因。
なぜ高くなったのか、
詳しい仕組みを見てみよう

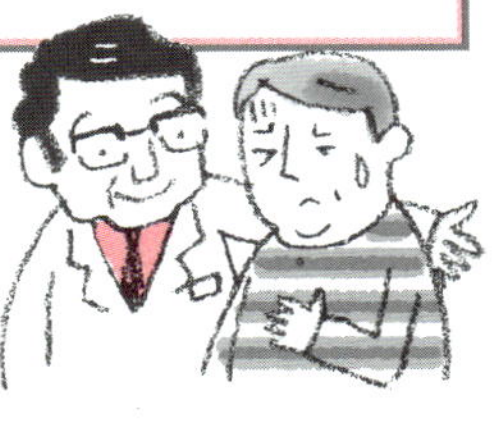

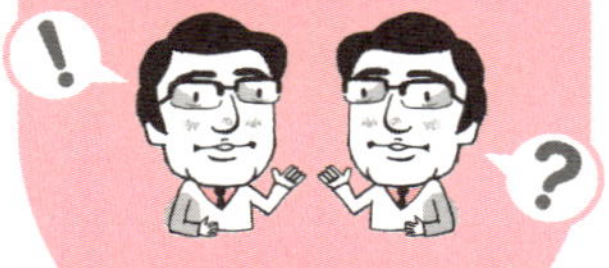

食生活の乱れと運動不足による肥満がコレステロール値を上げる

血中脂質の数値が高い人は、肥満している場合が多くみられます。肥満は中性脂肪の合成を促進し、中性脂肪やコレステロールをさらに増やすという悪循環を生み出します。

高脂血症の最大の原因は、肥満です。肥満とは、中性脂肪が皮下や内臓にたまった状態をいいます。通常、中性脂肪は必要なときに分解されて脂肪酸となり、すぐに使えるエネルギー源として血液中に出されます。これを「遊離脂肪酸」と呼びます。

中性脂肪が増えすぎると、過剰な分が皮下や内臓の脂肪細胞にたまります。これが再び遊離脂肪酸に分解され、肝臓に向かい、中性脂肪をつくる原料になります。中性脂肪の増加で、さらに多くの中性脂肪がつくられることになるのです。

肥満で体内に脂肪がたまると中性脂肪とLDLが増加する

そのとき体内では……

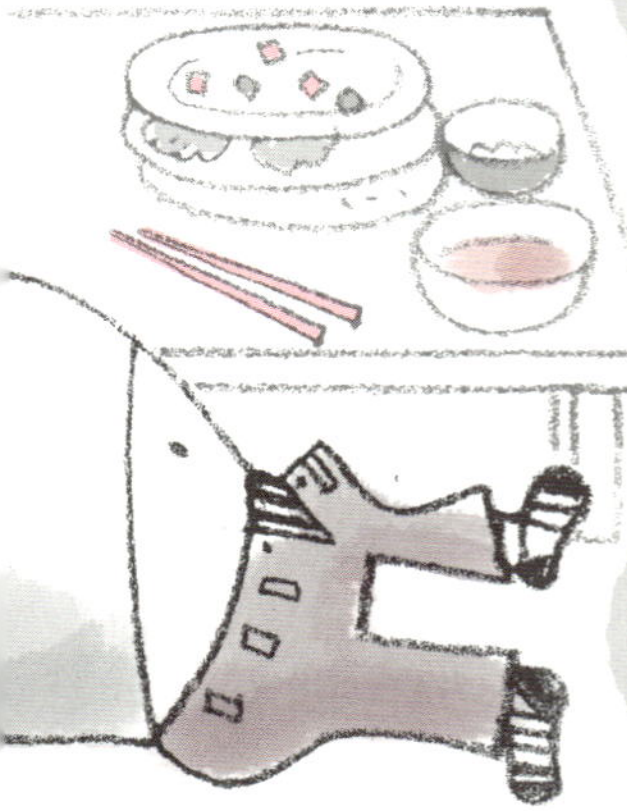

食べる時間が不規則

朝食を抜いたり、夜遅くに食べるなど、不規則な食事は肥満を招く。

栄養バランスが偏っている

脂質や糖質を多く含むものばかり食べていると、中性脂肪が増える。

つい食べすぎる

摂取エネルギーが消費エネルギーを大幅に上回ると、脂肪がたまる。

普段からあまり運動をしない

運動が足りないと、摂取したエネルギーを十分消費できない。

増えた中性脂肪からさらに多くの中性脂肪がつくられる

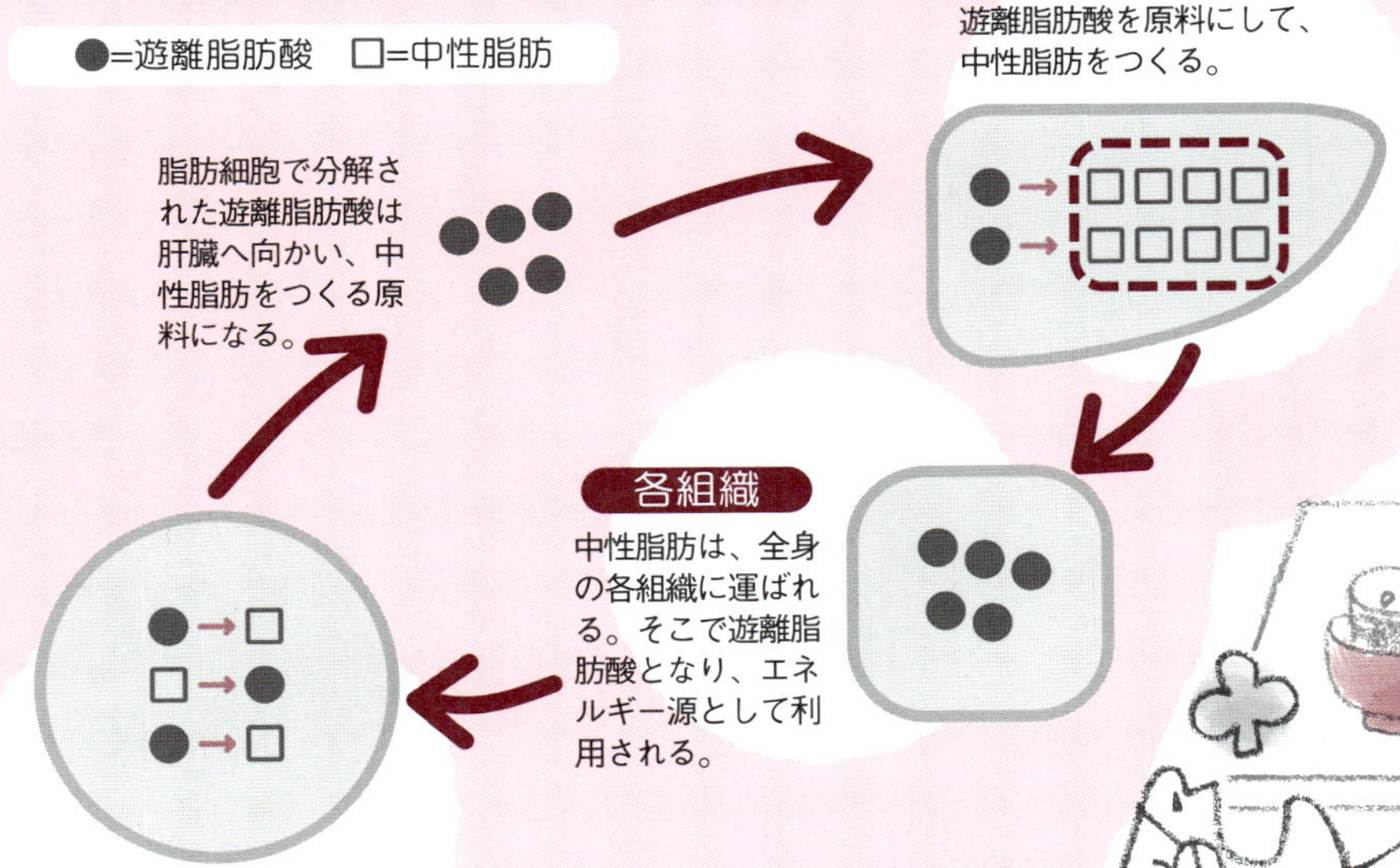
●=遊離脂肪酸　□=中性脂肪
肝臓
遊離脂肪酸を原料にして、中性脂肪をつくる。
脂肪細胞で分解された遊離脂肪酸は肝臓へ向かい、中性脂肪をつくる原料になる。
各組織
中性脂肪は、全身の各組織に運ばれる。そこで遊離脂肪酸となり、エネルギー源として利用される。

脂肪細胞

過剰な中性脂肪は、脂肪細胞に蓄えられる。脂肪細胞では、中性脂肪を遊離脂肪酸に分解し、その遊離脂肪酸をまた中性脂肪に合成するというふうに、合成と分解が繰り返される。

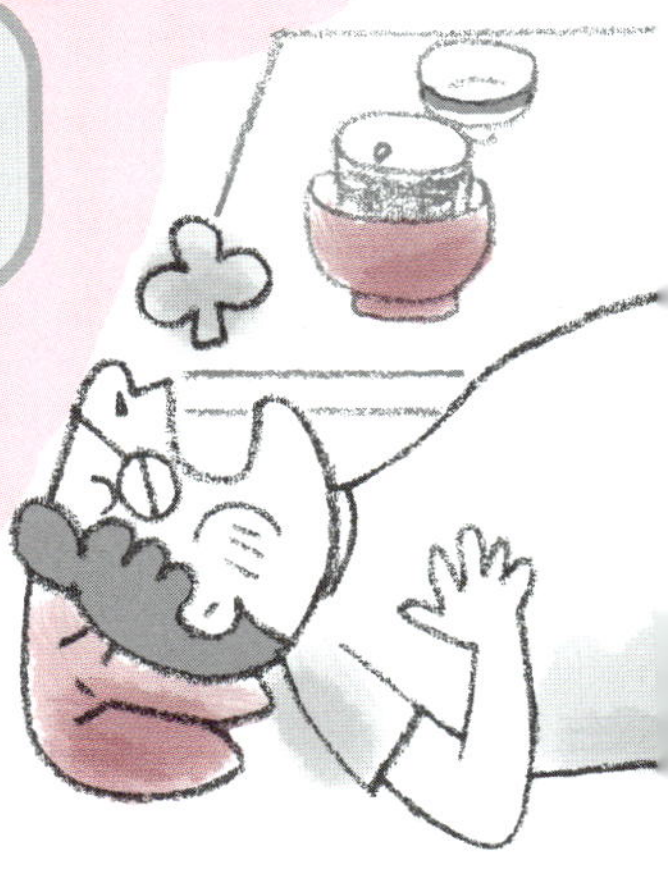

BMIと標準体重の求め方

BMI

＝体重(kg) ÷ 身長(m) ÷ 身長(m)

標準体重(kg)

＝身長(m) × 身長(m) × 22

BMIを計算して自分の肥満度を知ろう

肥満を解消するには、まず自分がどれくらい肥満しているかを把握することが大切です。左の計算式をもとに体格の国際的な指標であるＢＭＩ（ボディ・マス・インデックス）や標準体重を計算してみましょう。ＢＭＩは22くらいがちょうどよい体重で、25を超えると肥満と判定されます。

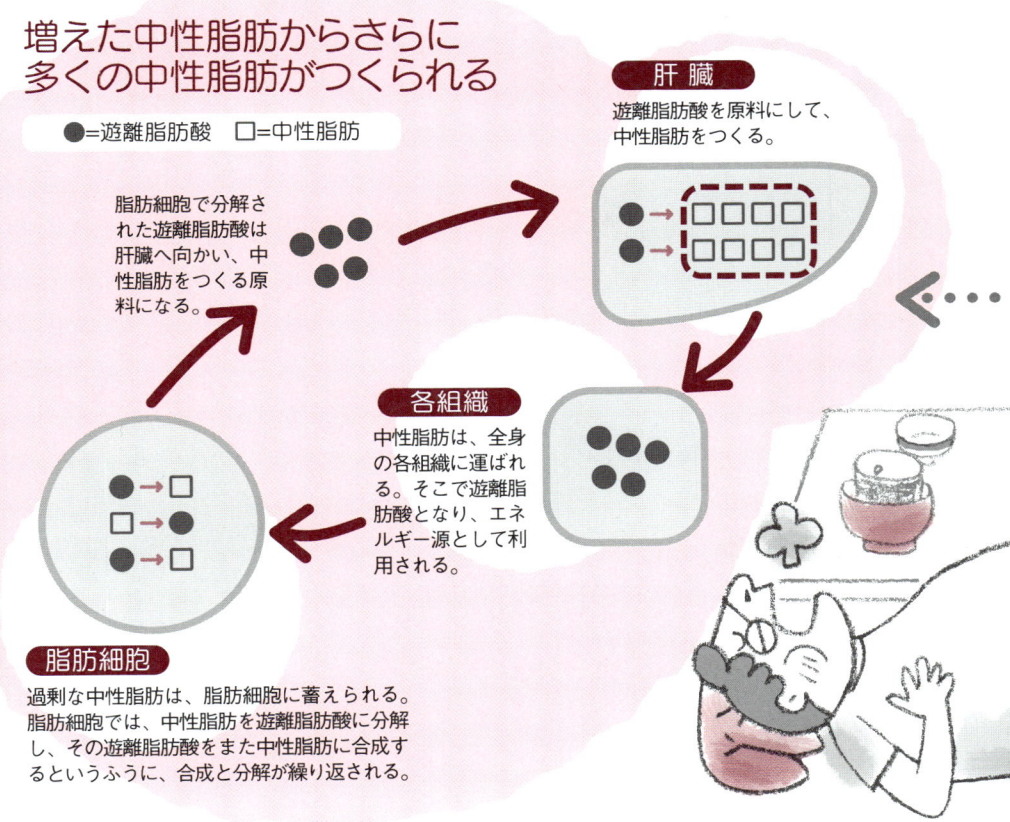

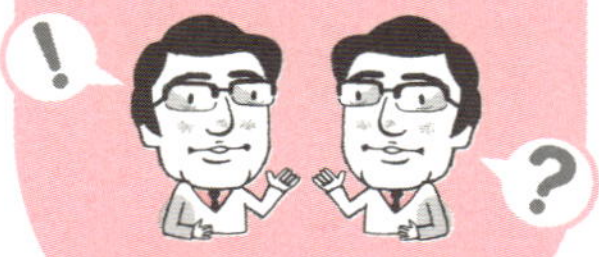

アルコールのとりすぎは、中性脂肪とＬＤＬを増やす

適量ならば体によい、とされるアルコール。しかし過度な摂取を続けると、エネルギーオーバーから肥満を招き、さらに中性脂肪とＬＤＬを増やすことになります。とりすぎには、くれぐれも注意します。

肝臓の機能に影響を与え肥満を招く原因にもなる

アルコールの過剰摂取

肝臓では中性脂肪がたくさんつくられる

脂肪がたまる

脂肪の分解まで手が回らない

お酒を飲みすぎると、肝臓はアルコールの分解にかかりきりになってしまうため、脂肪の処理ができなくなる。

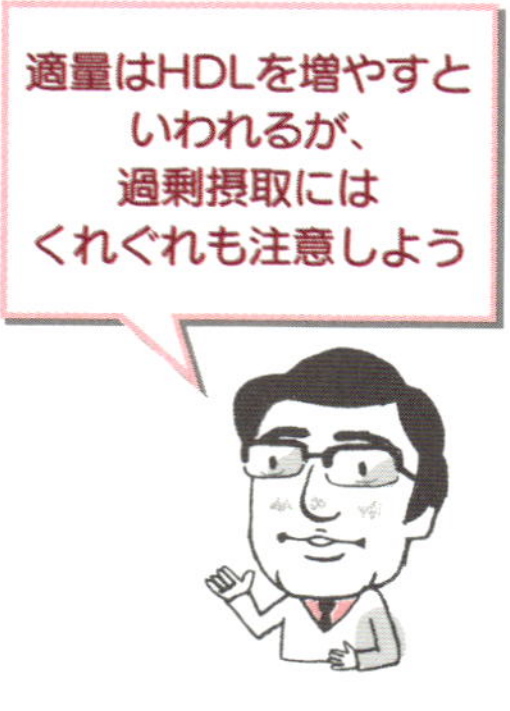

適量はHDLを増やすといわれるが、過剰摂取にはくれぐれも注意しよう

体内にアルコールが入ると、肝臓での脂肪酸の合成が活発になり、これを材料とする中性脂肪が増加し、ＬＤＬが増えることになります。また、肝臓でのアルコール処理に時間がかかり脂肪の分解までできず、脂肪がたまっていきます。つまり、アルコールの過剰摂取は、中性脂肪とＬＤＬを増やす原因となるのです。

また、お酒を飲むと食欲が増します。酒の肴には高エネルギーのものが多く、アルコールそのものもエネルギーが高いため（ビール中瓶1本でご飯1膳と同程度）、どうしてもエネルギーオーバーに

エネルギーのとりすぎで肥満を招く

アルコールとおつまみでカロリー過多に

お酒のおつまみは、油っぽいものや塩辛いものが多く、エネルギーが高い。そのうえ、アルコール自体も高エネルギーなので、全体的に摂取エネルギーが高くなる。

脂肪酸の合成が活発になる

肝臓が脂肪を処理しきれないだけでなく、アルコールにはもともと体内に入ると脂肪酸の合成を活発にするという作用がある。

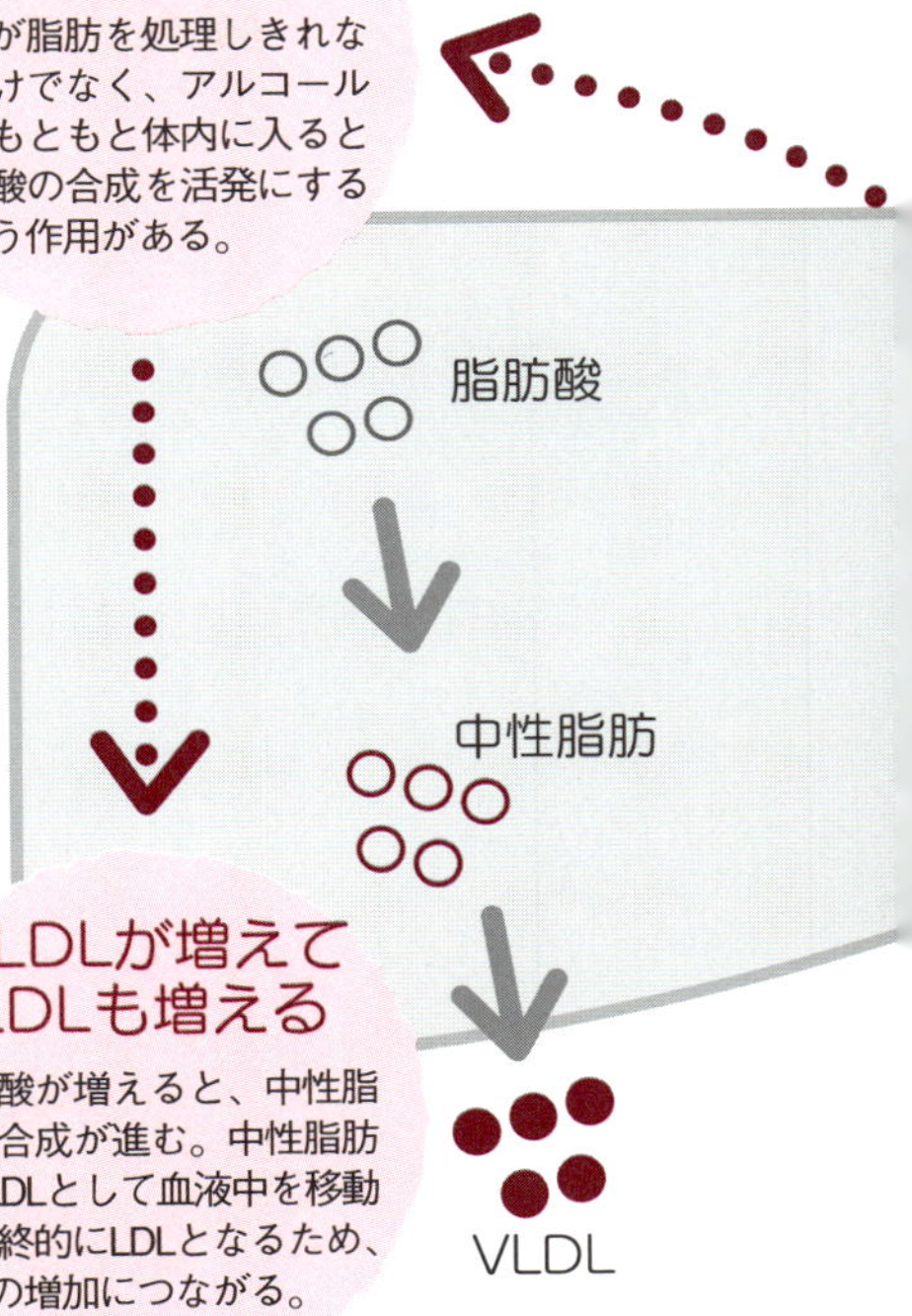

VLDLが増えてLDLも増える

脂肪酸が増えると、中性脂肪の合成が進む。中性脂肪はVLDLとして血液中を移動し最終的にLDLとなるため、LDLの増加につながる。

茶わん1杯分のご飯(160kcal)をアルコールに換算すると……

- 日本酒…小とっくり1本分(約150ml)
- ビール…中瓶1本弱(約400ml)
- ワイン…グラス2杯弱(約210ml)
- 焼酎…コップ半分弱(約90ml)
- ウイスキー…シングル2杯強(約70ml)

なってしまいます。

HDLを増やす作用もあるが、適量を守るのが原則

一方で、適量のアルコールにはHDLを増やす効果があることもわかっています。適量とは、缶ビール(350ml)1本、ワインならグラス1杯(180ml)程度。適量を守れるなら、低HDLコレステロール血症の人にはおすすめできますが、そうでない場合は控えましょう。

ミニ知識

アルコールの分解は、日本酒1合に3時間かかる

アルコールは体内に蓄積されないため肝臓で分解されます。分解にかかる時間は、日本酒1合で約3時間。眠ってしまってからも、肝臓は分解が終わるまで働き続けます。

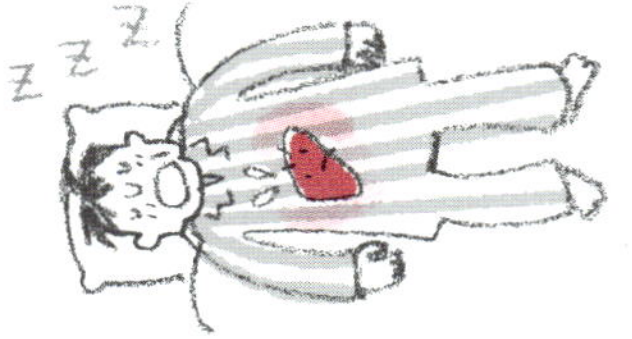

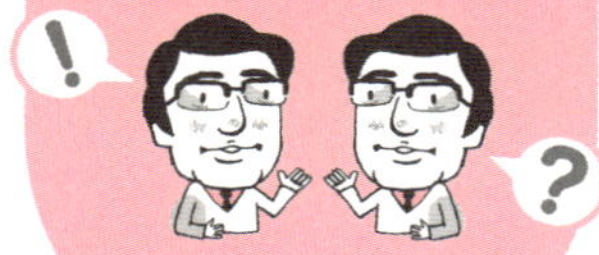

少しでも喫煙の習慣があると、動脈硬化を防ぐHDLが減る

たばこは、同じ嗜好品でも適量を守れば有益とされるアルコールとは異なり、たとえ少量でも有害です。喫煙にはHDLを減らし、動脈硬化を促進させる作用があります。

LDLを変性させて、血管を傷つけ動脈硬化を招く

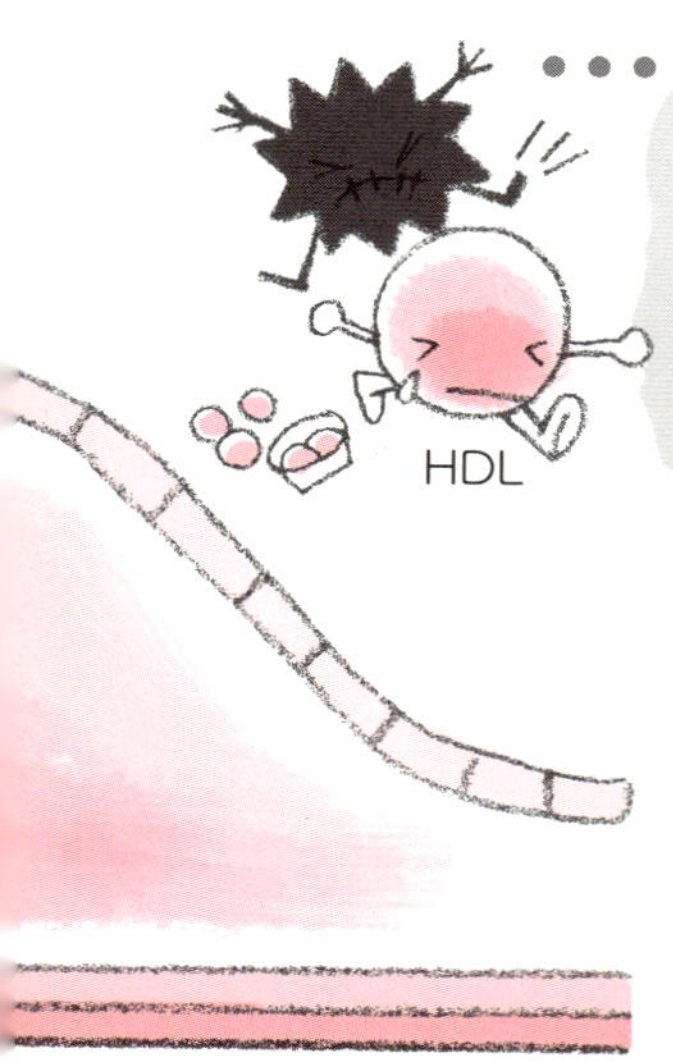
HDL

悪影響●

ニコチンの作用でHDLが減る

HDLの一部は、VLDLが分解されてできた物質からつくられるが、たばこに含まれているニコチンが、新たなHDLがつくられるのを妨げ、血中のHDLを減らす。

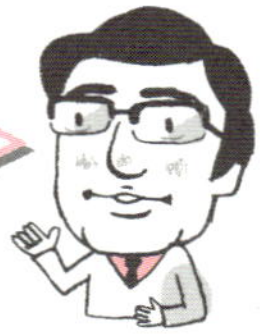
お酒と違って、たばこは少量でも有害。ただちに禁煙・節煙を

たばこの煙には、約200種類もの有害物質が含まれるといわれています。そのなかでもよく知られているのが、毒性の強いニコチンです。

ニコチンには、HDLを減らしてLDLを増やす作用があります。増加したLDLは酸化し、変性LDLになります。この変性LDLは血管壁の内側に入り込んでプラークを形成し、直接的に動脈硬化を引き起こします（16ページ参照）。

こうしたことから、喫煙は動脈硬化を促進し、冠動脈疾患の危険性を高めるといえるのです。

悪影響●

血管壁を傷つけて、動脈硬化を促す

たばこの煙が体内に取り入れられると、血液中に一酸化炭素が増える。一酸化炭素には動脈壁を傷つける作用があるため、より動脈硬化が促進される。

悪影響●

LDLの酸化を進める

ニコチンにはLDLの合成を促す作用があるうえ、活性酸素（細胞を傷つけ、老化の一因をつくる不安定な酸素分子）も発生させる。そのため、多量のLDLが酸化して、より動脈硬化を起こしやすくする変性LDLになってしまう。

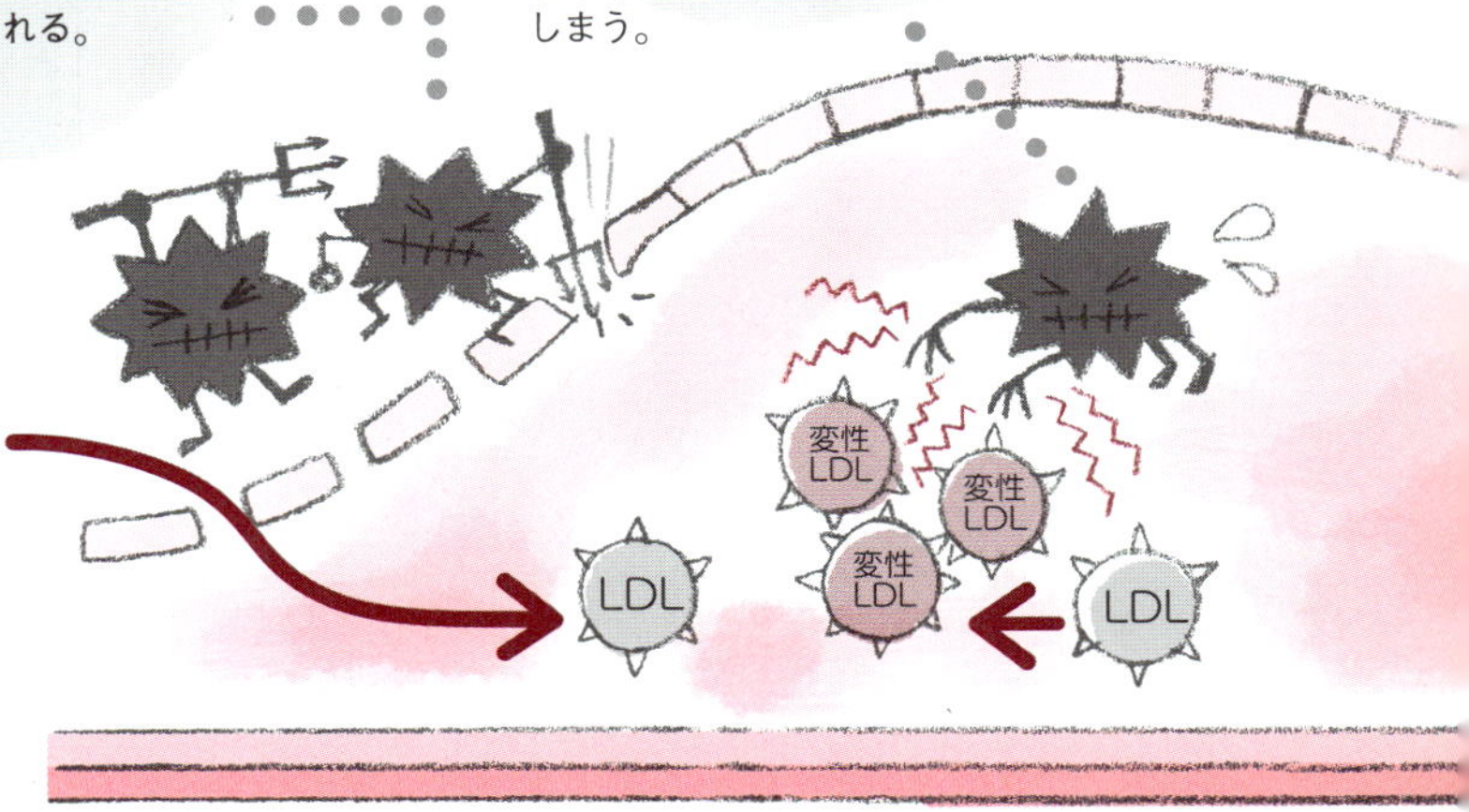

喫煙は心筋梗塞などの発生率を高める

喫煙には血管を収縮させる作用があり、血管が詰まりやすくなることで心筋梗塞《こうそく》などが起こりやすくなります。

現在喫煙の習慣のある人は、すぐにでも禁煙しましょう。禁煙が難しいのなら市販のニコチンガムを試してみたり、病院の禁煙外来に相談するなどして、少しずつでも本数を減らしていくことが大切です。

ミニ知識

吸った本数が多いほど、喫煙が与える影響は大きい

喫煙本数が多いほど、また、これまでの喫煙期間が長いほど、喫煙による影響は大きくなります。すぐに禁煙できないようなら、節煙から始めましょう。また、上にあげたような喫煙の影響は、男性よりも女性のほうが受けやすいとされています。

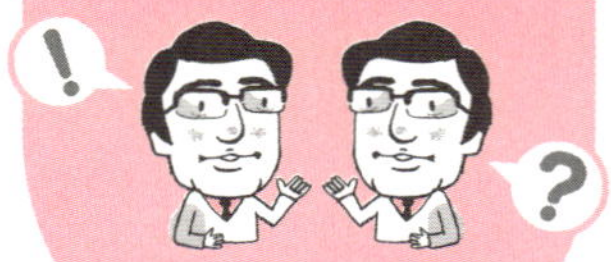
!
?

ストレスによって血糖値が上がり、中性脂肪がつくられやすくなる

ストレスは誰もが感じるもの。適度であれば生活にほどよい刺激となりますが、常に過剰なストレスにさらされることは、高脂血症も含めた多くの生活習慣病を悪化させる原因になります。

2種類のホルモンが血糖値を上げLDLを増やす

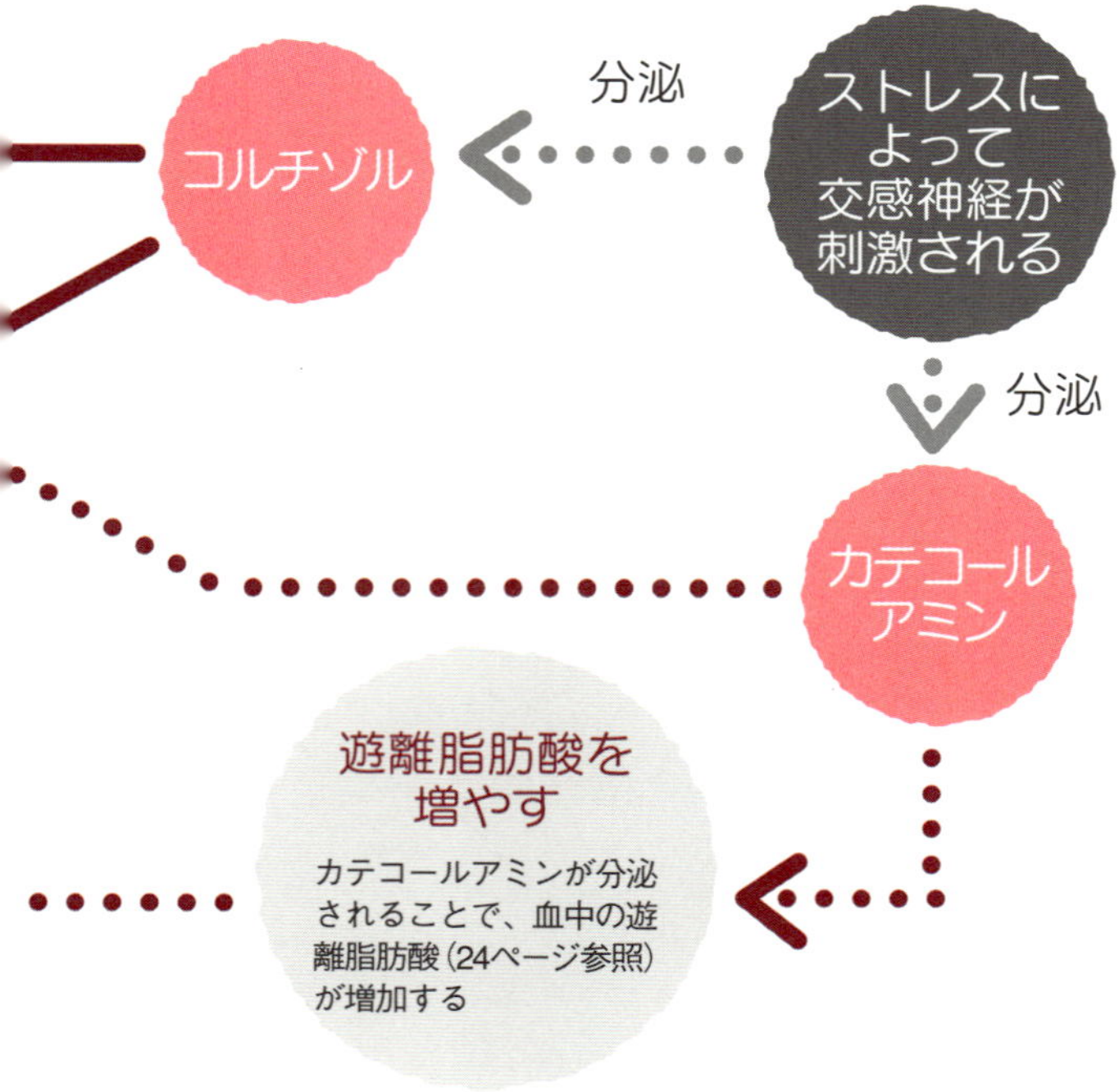
ストレスによって交感神経が刺激される
分泌
コルチゾル
分泌
カテコールアミン
遊離脂肪酸を増やす
カテコールアミンが分泌されることで、血中の遊離脂肪酸（24ページ参照）が増加する
不安や緊張を感じる状態が続いたり疲労がたまったりして、過度のストレスを受けると、交感神経が刺激され、副腎皮質からコルチゾルとカテコールアミンというホルモンが多量に分泌されます。

コルチゾルには、ＶＬＤＬの合成を促したり、血糖値を上昇させるなどの働きがあります。カテコールアミンも、血糖値を上昇させるほか、遊離脂肪酸を増やして中性脂肪を合成する作用があります。そのため、ストレスによって、ＶＬＤＬや中性脂肪、ＬＤＬが増える一方、ＨＤＬが減少し、動脈硬化を促進するこ

ストレスからくる行動が、血中脂質を増やすきっかけに

ストレスがかかったときにとる下記のような行動が、血中の脂質を増やす原因となる場合が多い。これらに代わる解消法を探す。

- 甘いものを食べすぎる
- 喫煙者の場合、たばこの本数が増える
- お酒を飲む量が増える

血糖値が上昇する

コルチゾルが分泌されることで、血糖値が上昇。それによって、肝臓において中性脂肪がつくられやすくなる。中性脂肪の増加はVLDLを増やすことになり、LDLも増えてしまう。

肝臓でVLDLや中性脂肪がたくさんつくられる

肝臓では、遊離脂肪酸をもとに中性脂肪を合成。また、コルチゾルによりVLDLの合成も促される。VLDLが増えると、結果的にLDLが増加する。

肝臓に戻る

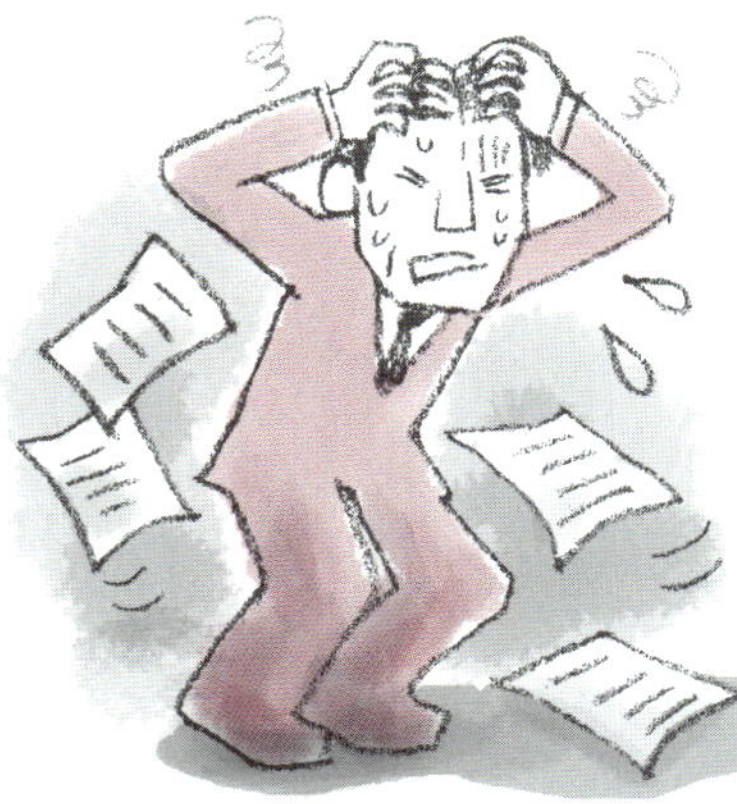

とになるのです。

ストレスによるヤケ食いも高脂血症の引き金に

また、ストレスからくる行動が、二次的に高脂血症を悪化させる場合もあります。

たとえば、食べすぎや飲みすぎ、たばこの吸いすぎなどです。解消法を見つけ、ストレスとうまく付き合っていくことが大切です。

ミニ知識

解消法を見つけて、ストレスをコントロールする

散歩などで体を動かすことは、運動療法も兼ね、ストレス解消法のひとつとしておすすめです。

自分がリラックスできる方法を持つことが、ＬＤＬの増加を抑える近道です。

- 体を動かし汗をかく
- 好きな音楽を聴く
- 趣味に熱中する
- ぬるめの湯にゆっくり浸かる

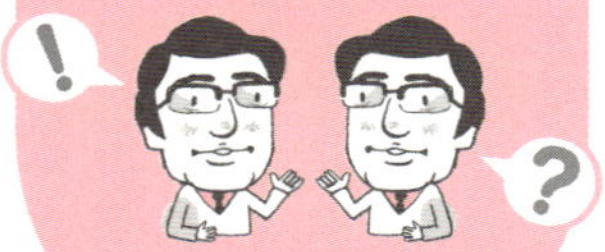

加齢も原因。男性は40歳代、女性なら更年期に数値が上がる

コレステロール値の上昇には、加齢も関係しています。男性の場合は40歳代に、女性の場合は閉経後にもっとも数値が高くなります。

男性と女性とでは、数値のピークも減り方も異なる

閉経後にピークを迎える

女性は閉経後頃にコレステロール値が急上昇。60歳代でピークに。

女性の減り方は男性よりもゆるやか

ピーク後は加齢にともない数値は低くなっていくが、減り方はゆるやか。

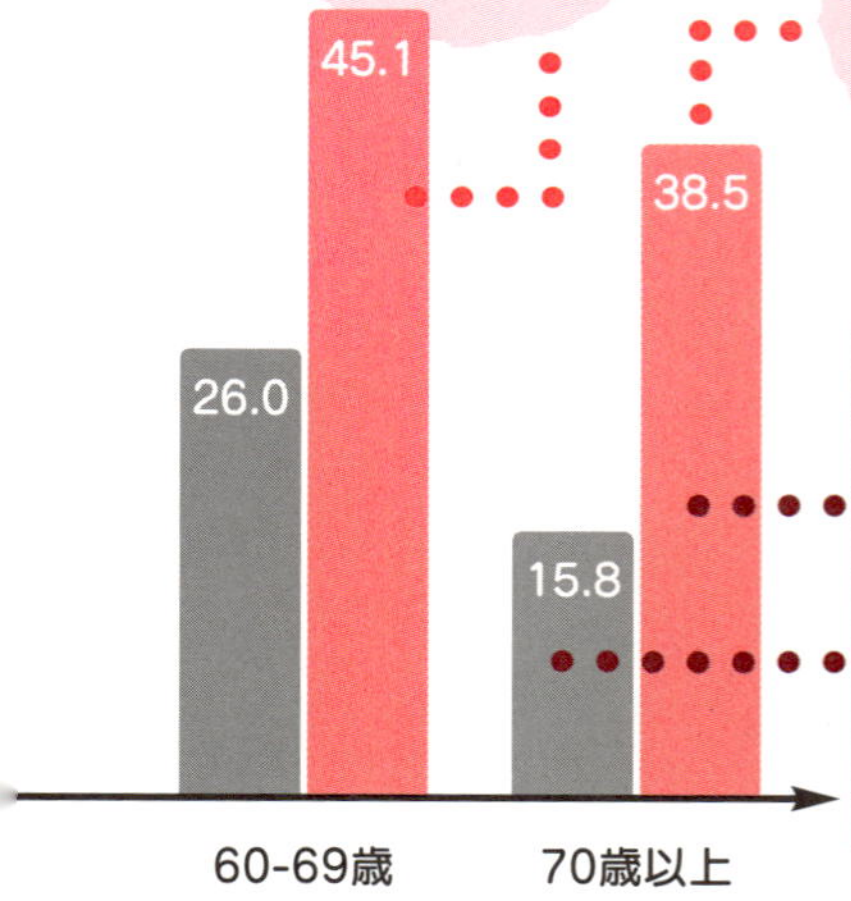

70歳代を迎え下がり始める

男女とも70歳代あたりから、コレステロール値は自然と減少する。理由としては、食事量が減ること、油っぽいものをあまり食べなくなること、などが考えられる。

コレステロール値が高くなる原因のひとつに、加齢があります。総コレステロール値の年代別推移をみると、男女ともに20歳代から数値が上がり始めますが、それ以降の上昇の傾向は、男女で異なることがわかっています。

男性の場合、コレステロール値がもっとも高くなるのは40歳代で、その後少しずつ低下していきます。それより若い年代でも、数値の上昇がみられたら、生活習慣を改めたり治療を開始するなどして、コレステロール値をコントロールしていく必要があります。

総コレステロール値220mg/dl以上の男女別・年代別推移(平成12年)

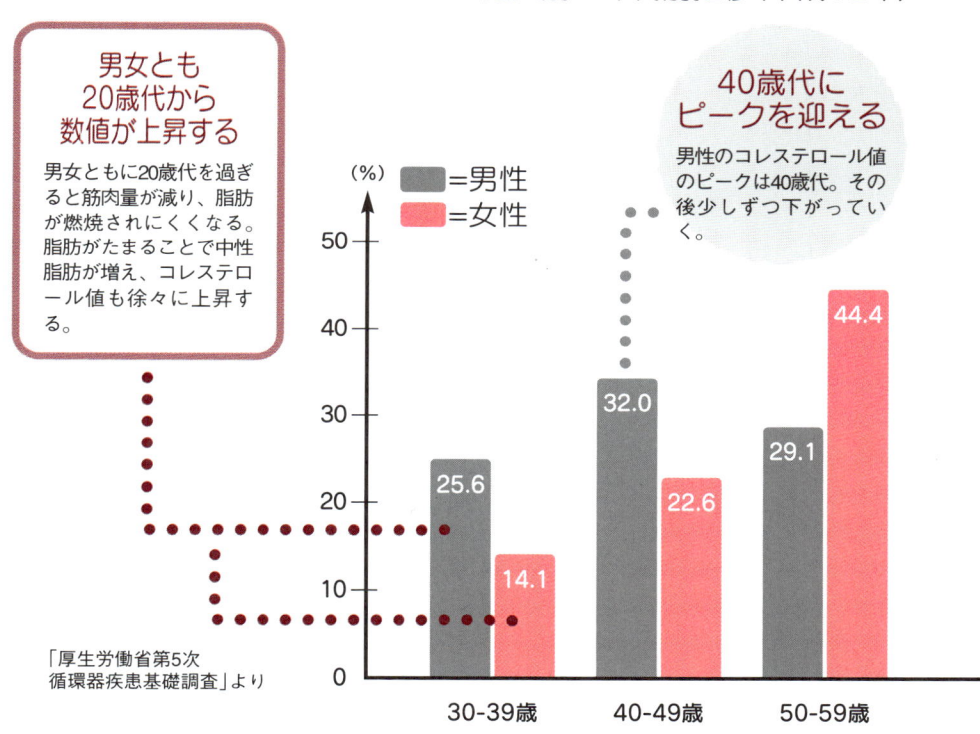

男女とも20歳代から数値が上昇する

男女ともに20歳代を過ぎると筋肉量が減り、脂肪が燃焼されにくくなる。脂肪がたまることで中性脂肪が増え、コレステロール値も徐々に上昇する。

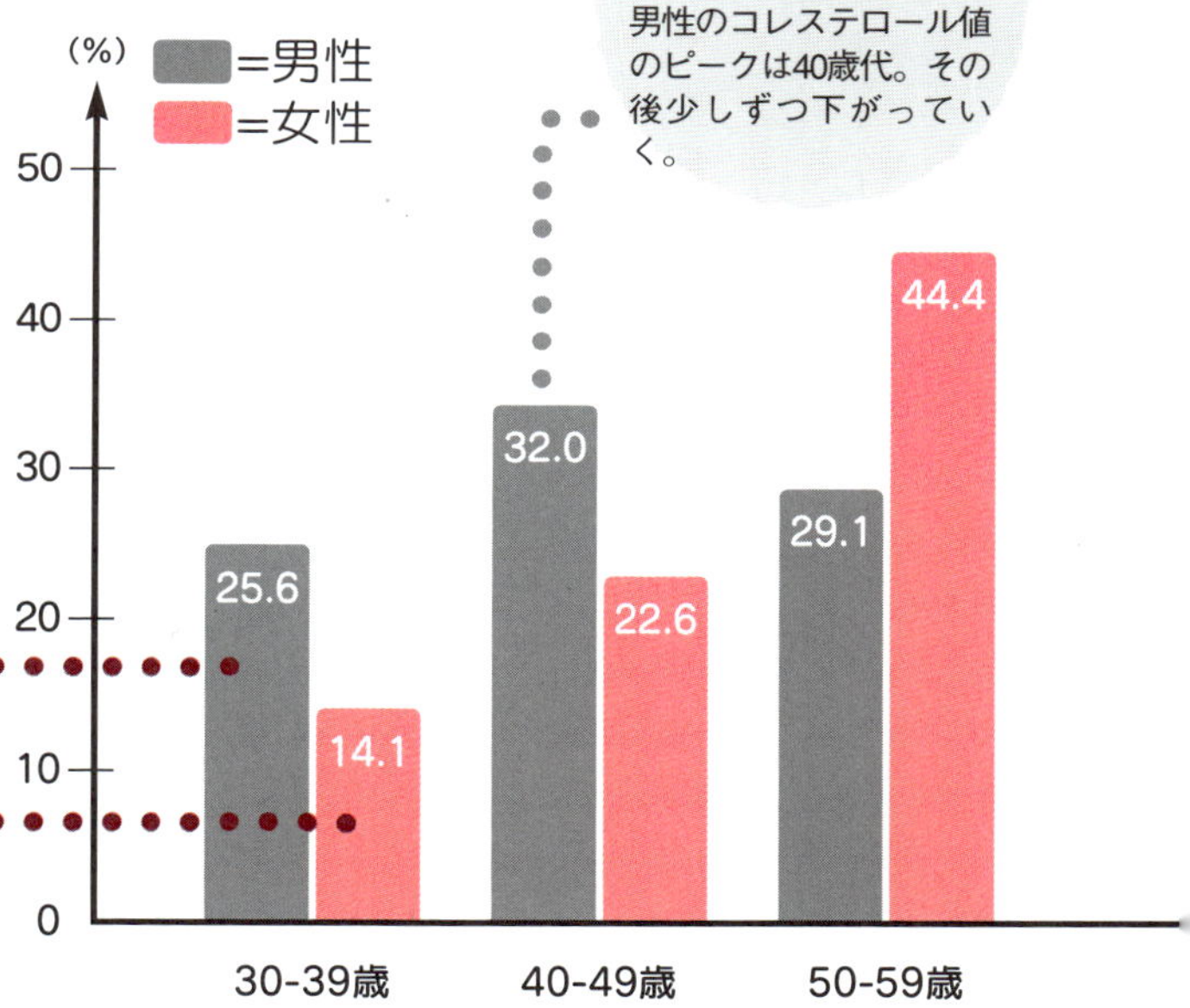
(%)
=男性
=女性
50
40
30
20
10
0
25.6
14.1
32.0
22.6
29.1
44.4
30-39歳
40-49歳
50-59歳

40歳代にピークを迎える

男性のコレステロール値のピークは40歳代。その後少しずつ下がっていく。

「厚生労働省第5次循環器疾患基礎調査」より

女性は閉経によりコレステロール値が上がる

女性の場合、閉経後にピークを迎えます。これは、閉経により女性ホルモンのエストロゲンが減るため。エストロゲンにはLDLを減らしHDLを増やす働きがあり、コレステロール値上昇を抑えています。閉経による数値上昇は避けられませんが、食事や生活態度への気配りを忘れないようにしましょう。

ミニ知識

若年層に動脈硬化の危機が迫っている

日本人の10～20歳代の総コレステロール値は、アメリカ人の同年代を上回り、健診で指摘されるケースも増えています。食生活の乱れと運動不足が原因。生活態度の見直しが必要です。

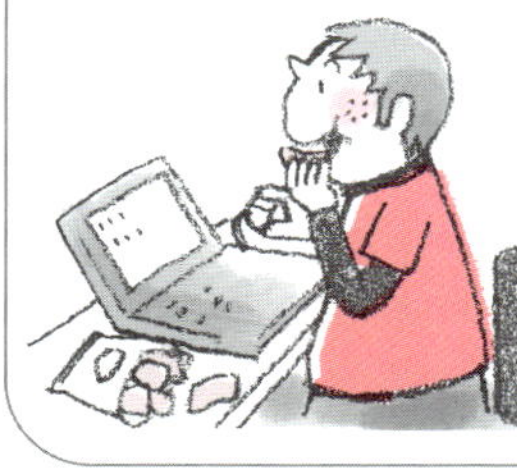

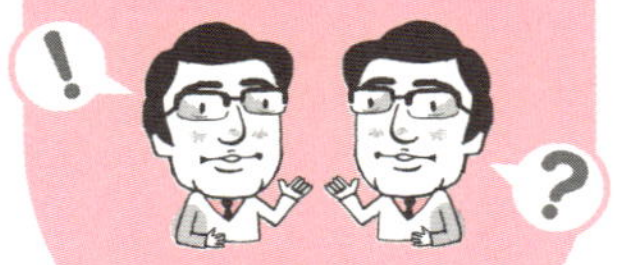

遺伝が原因で、若いうちからコレステロール値が高い人もいる

生活習慣や加齢が原因ではなく、遺伝が原因でコレステロール値が高い人もいます。「家族性高コレステロール血症」といい、若くして心筋梗塞《こうそく》などを発症することがあります。

遺伝的にコレステロール値が高いタイプを「家族性高コレステロール血症」といい、比較的多くみられます。LDL受容体（LDLを処理する働きがある）の先天的な異常が原因で、肝臓にLDLを取り込む機能が低いため、LDL値が高くなります。この遺伝子を片方の親から受け継いでいる人（ヘテロ型）は500人に1人程度で、総コレステロール値は平均300mg／dlくらい。両親から受け継いでいる人（ホモ型）は100万人に1人程度で、総コレステロール値が600～700mg／dl程度と、非常に高くなります。

血縁者の数値と、黄色腫がないかをチェック

チェック❶

コレステロール値300mg/dl以上の血縁者はいないか

血縁者に総コレステロール値300mg/dlの人が多い場合は、遺伝の影響が考えられる。遺伝的な要因があると、若いうちから動脈硬化が進むため、早めに健診などを受けるようにする。

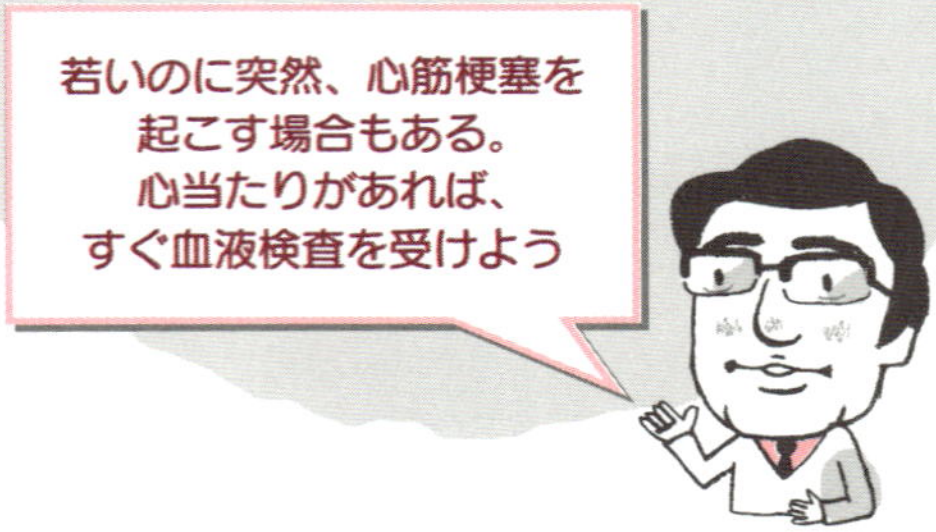
若いのに突然、心筋梗塞を起こす場合もある。心当たりがあれば、すぐ血液検査を受けよう

チェック❷

皮下に脂質の塊ができていないか

コレステロール値が高い状態が続くと、皮膚の下に黄色腫（コレステロールの塊）があらわれることもある。アキレス腱が腫れ厚くなるのが特徴。目のふちや膝などにできる場合もある。

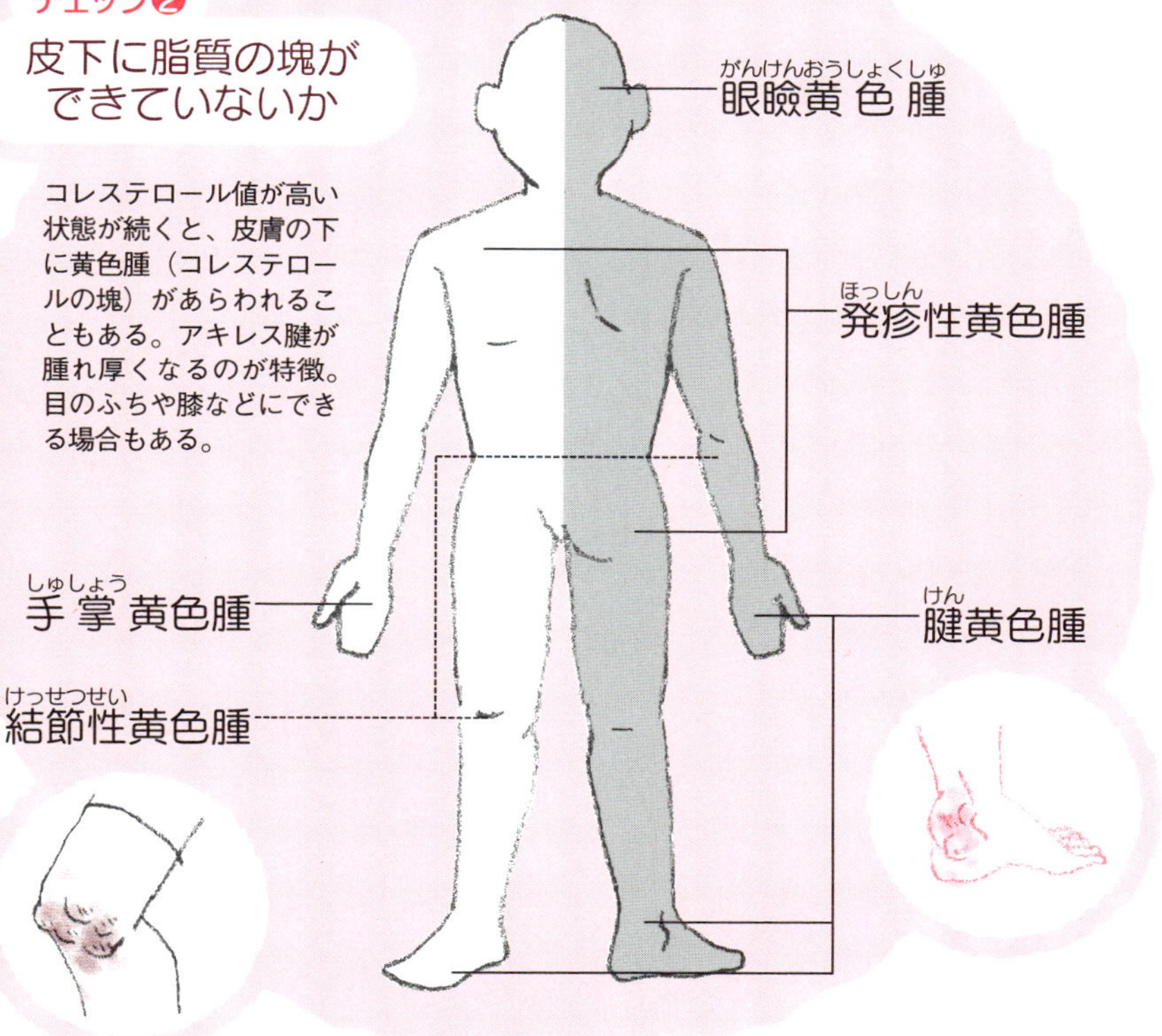
眼瞼黄色腫《がんけんおうしょくしゅ》
発疹《ほっしん》性黄色腫
手掌《しゅしょう》黄色腫
腱《けん》黄色腫
結節性《けっせつせい》黄色腫

成人前に心筋梗塞などを起こす場合もある

家族性高コレステロール血症の人は、動脈硬化性の病気を早く発症します。特にホモ型の場合、成人前に心筋梗塞などを起こすことがあります。また、高コレステロールの状態が続くと、皮下にコレステロールの塊ができることもあります。

遺伝性の場合、生活改善だけでコレステロール値をコントロールするのは困難です。発見されたときから薬物療法が積極的におこなわれることになります（薬物療法については5章参照）。

角膜輪

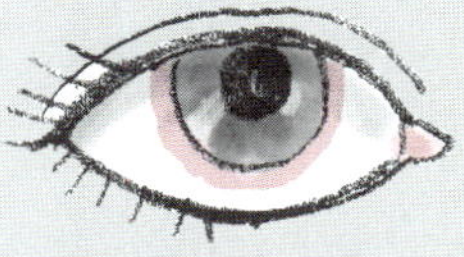

角膜の周囲に白～黄白色の輪ができる。加齢によってもできることがあるが、50歳以下の場合は高脂血症によることが多い。

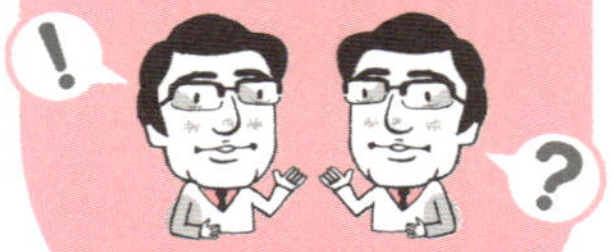

ほかの病気や薬物のせいで数値が高くなることもある

高脂血症のなかには、別の病気が原因で起こるものがあります。これを「二次性高脂血症」といい、病気のほか、治療のために使っている薬が原因となることもあります。

高脂血症のなかで、遺伝が原因のものを「原発性高脂血症」（家族性高コレステロール血症など）、その他の要因で起こるものを「二次性高脂血症」といいます。後者の多くは生活習慣が原因ですが、なかには別の病気や薬が原因で起こるものもあります。

高脂血症を引き起こしやすい病気の代表は糖尿病、肝臓病、腎臓病です。そのほか、甲状腺機能低下症、クッシング症候群、若い女性に多い神経性食欲不振症（拒食症）などによっても、高脂血症になる場合があります。

数値が上がる主な病気は糖尿病、肝臓病、腎臓病

糖尿病

糖尿病はインスリンの働きが悪くなる病気。脂肪の分解が進んで、遊離脂肪酸が大量に肝臓に入り込み、中性脂肪を運ぶVLDLとなって血中に流れ出る。

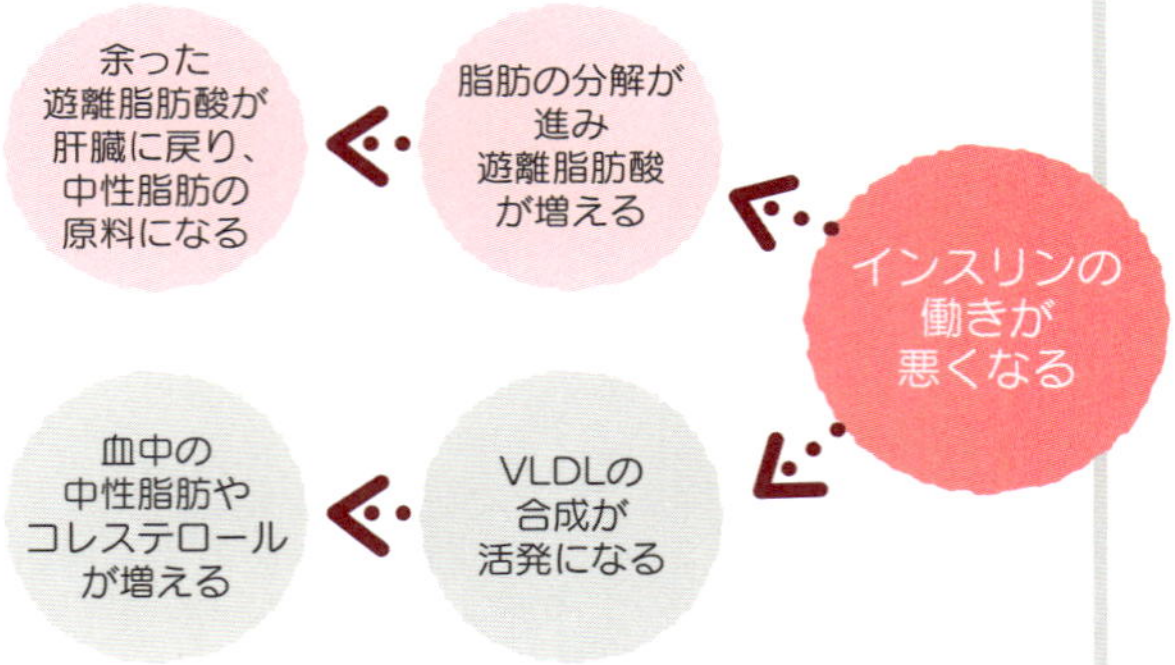

インスリンの働きが悪くなる
脂肪の分解が進み遊離脂肪酸が増える
余った遊離脂肪酸が肝臓に戻り、中性脂肪の原料になる
VLDLの合成が活発になる
血中の中性脂肪やコレステロールが増える

腎臓病

腎臓病のひとつであるネフローゼ症候群では、尿中に大量のたんぱく質が流れ出るため、肝臓でのリポたんぱくの合成に異常が生じ、LDLが増える。また、進行した慢性腎不全の場合は、中性脂肪値が上がってHDLコレステロール値が下がる。

甲状腺機能低下症・クッシング症候群

甲状腺機能低下症では甲状腺ホルモンの分泌が減り、クッシング症候群では副腎皮質ホルモンが過剰分泌される。こうしたホルモン異常によりコレステロール値や中性脂肪値が高くなることがある。

神経性食欲不振症(拒食症)

拒食症になると体重は落ちるが、極度のエネルギー不足で脂肪の分解が進み、遊離脂肪酸が大量に合成され、コレステロール値が高くなる場合がある。

肝臓病

脂肪肝、閉塞性黄疸、原発性胆汁性肝硬変などの肝臓病があると、脂質代謝に異常が起こる。たとえば閉塞性黄疸では、本来排出されるはずの胆汁酸(12ページ参照)が逆流し、コレステロール値が上昇する。

閉塞性黄疸

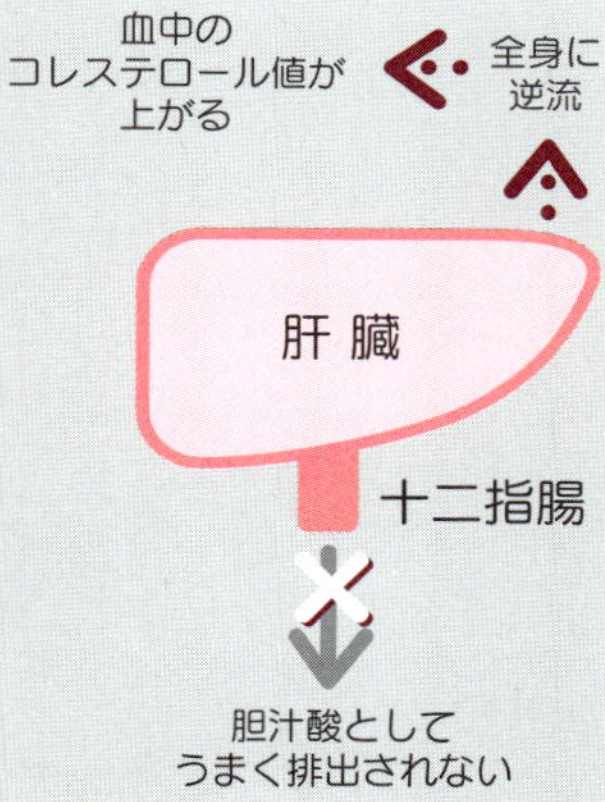
血中のコレステロール値が上がる
全身に逆流
肝 臓
十二指腸
胆汁酸としてうまく排出されない

コレステロール値に影響を与える薬

- 降圧剤の一部(血圧を下げる薬。β遮断薬や利尿薬など)
- ホルモン剤の一部(乳がん治療で使われる男性ホルモンや、アレルギーの治療で使われるステロイドホルモンなど)
- 向精神薬の一部(うつ病などに使われる)
- 抗てんかん薬、免疫抑制剤など

降圧剤やホルモン剤により数値が高くなることも

薬では、利尿薬やβ遮断薬などの降圧剤、ホルモン剤、免疫抑制剤などによってコレステロール値や中性脂肪値が高くなる場合があります。

短期間の使用なら問題ありませんが、長期に服用する場合は、定期的に血液検査を受けましょう。

Column

数値が高いといわれたら ウエストをはかってみよう

動脈硬化の危険因子は重なることが多い

コレステロール値が高く、高脂血症と診断された人は、その他の生活習慣病を持っていないかどうかチェックする必要があります。

というのも、高脂血症や肥満、高血圧、高血糖といった動脈硬化の危険因子は、重なって起こる場合が多いため。こうした状態を「メタボリックシンドローム」といいます。

内臓の周囲に脂肪がたまる「内臓脂肪型肥満」に加え、「高脂血症」「高血糖」「高血圧」のうち2つ以上の項目に当てはまると、メタボリックシンドロームと診断されます。内臓脂肪型肥満は男性に多く、お腹まわりだけがりんごのようにポッコリ出てくるのが特徴。ウエストサイズをチェックしてみましょう。

（こんな人は〝メタボリックシンドローム〟）

① 脂質

中性脂肪値150mg/dl以上または
HDLコレステロール値
40mg/dl未満

② 空腹時血糖

110mg/dl以上

③ 血圧

収縮期血圧130mmHg以上また
は拡張期血圧85mmHg以上

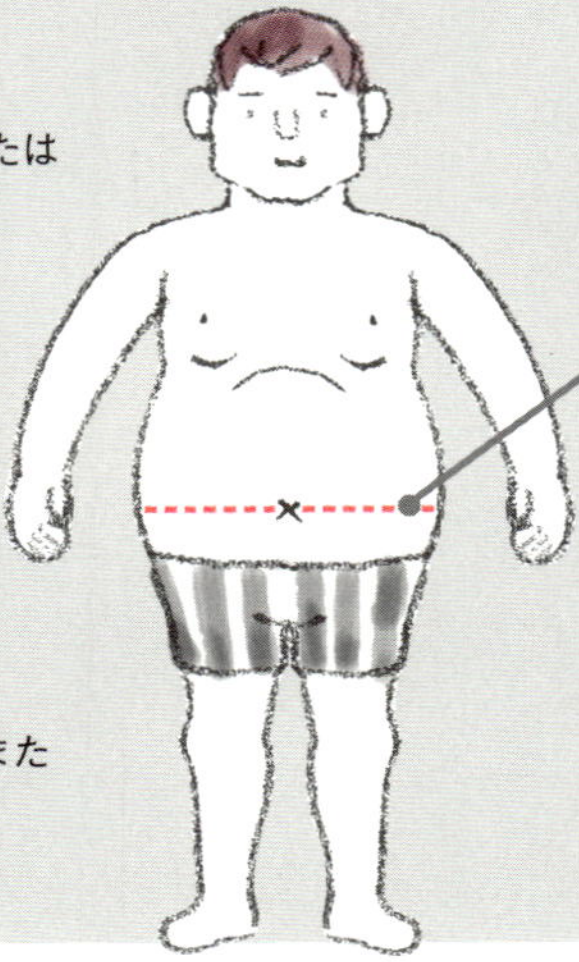

おへその高さの腹囲

男性85cm以上
女性90cm以上

腹囲がこの基準を超えている場合、内臓脂肪型肥満と判断される。男性に多く、りんごのようにお腹まわりだけが出るのが特徴。これに加えて、①～③のうち2つ以上が当てはまる場合、メタボリックシンドロームと診断される。

第3章

食事を変えて正常値に戻す

- 積極的にとりたい　おすすめ食品
- どこをどう変える？　改善ポイント
- それでも食べたい人へ　高コレステロール食品をかしこく食べる

コレステロール値を改善するために、
まずできることが食事療法。
難しく考えなくても、ちょっと見直せば
効果的な食事がつくれます。

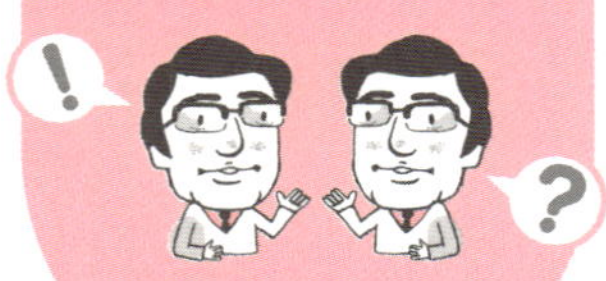

食事療法の基本

食事の「量」と「バランス」を正すと、コレステロール値は改善される

食べすぎや偏食など、誤った食生活が、高コレステロールを招きます。食生活を改めることで、コレステロール値を改善することができます。食事療法は、高コレステロール治療の柱なのです。

食事療法の基本は、エネルギー量を減らすこと

STEP1

量を減らす

コレステロール値をはじめ、脂質の値が高い人は、食べすぎの傾向がある。まずは量を減らす。1日の適正エネルギー摂取量を計算し、それを超えないようにしよう。

1日のエネルギー摂取量 ＝ 標準体重 × 25～30kcal

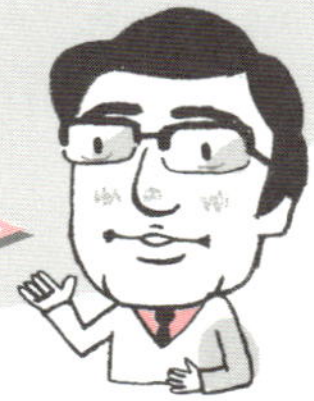

摂取したエネルギー量を記録しておいて、次に食べるものを考える習慣をつけよう

食事療法には、コレステロール値や中性脂肪値を改善する高い効果があります。正しい方法を守って続けた場合、LDLコレステロール値は約13％、中性脂肪値は約25％下げられ、HDLコレステロール値は約20％上げることができるといわれています。

　食事療法の基本は2つ。第一に、食事の量を減らすことです。1日の摂取エネルギー量の目安を計算し、それを超えないようにしましょう。第二に、栄養バランスのよい食事をとること。これらを実行するだけでも、コレステロール値が下

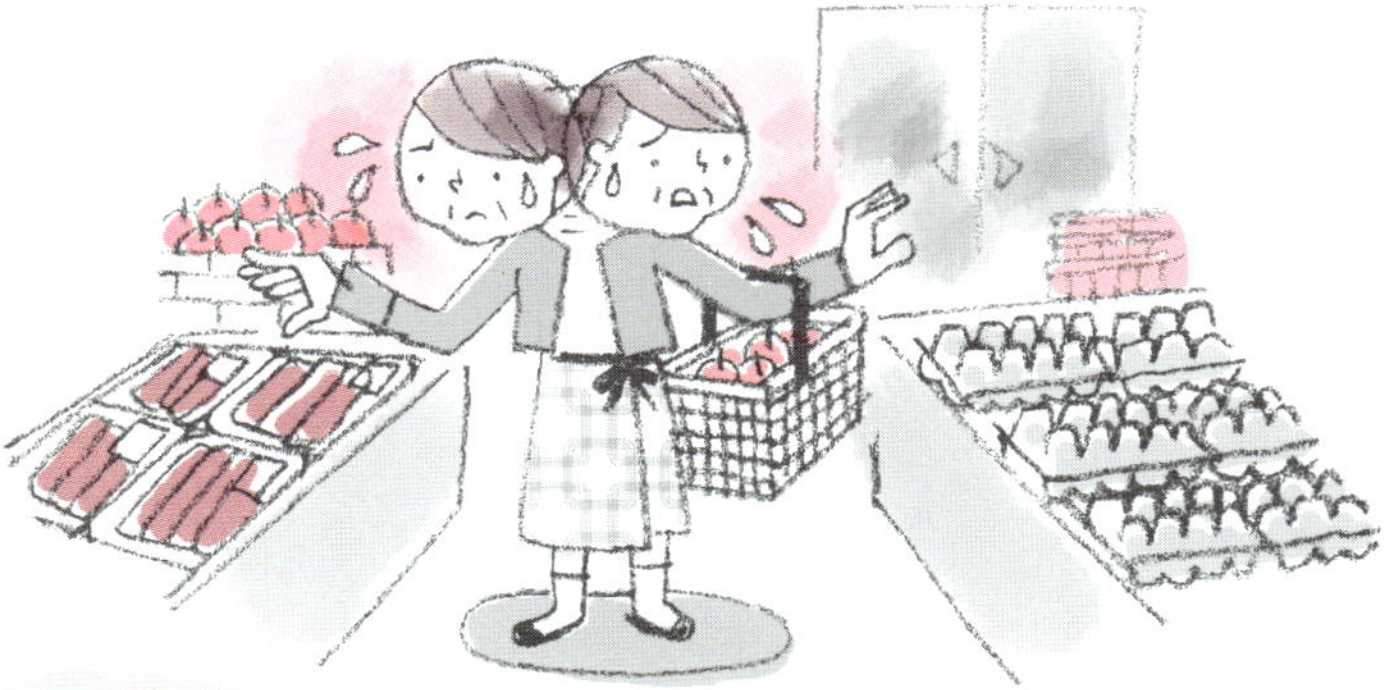

STEP❷ 栄養バランスを見直す

エネルギー、脂肪、糖質を多く含む食品はできるだけ減らす。そのうえで、多種類の食品を食べるようにし、栄養バランスを整える。

控えるべき食品

- 高エネルギー
- 脂肪の多いもの
- 糖質の多いもの

STEP❸ 高コレステロール食品をかしこくとる

高コレステロール食品には栄養に富むものもある。摂取コレステロール量が1日300g以下になるよう、少量をかしこく食べる（72ページ以降参照）。

がることが多いものです。

コレステロールや脂肪を多く含む食品は少量に

さらに効果を上げるには、コレステロールや脂肪分を多く含む食品を減らしていきます。ただし、まったく食べないと栄養バランスを欠くことになります。

たとえば、コレステロールが多いといわれているいかやたこには、動脈硬化を防ぐタウリンも含まれます。「あれはダメ」と決めつけずに、適切な量とバランスを考えて食べるよう心がけましょう。

ミニ知識

高齢者の食事制限は、低栄養のおそれがある

お年寄りの場合、摂取エネルギーを極端に減らしたり栄養価の高い食品を排除すると、栄養不足から貧血や体調不良を起こすことがあります。食事制限はほどほどに。

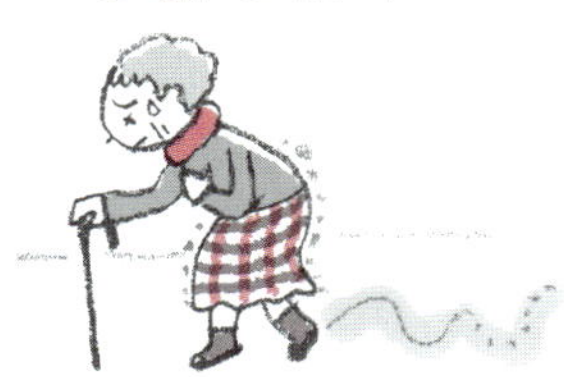

おすすめ食品❶ >> 大豆

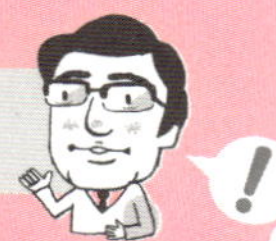

大豆はコレステロールを下げる成分を豊富に含んでいる

「畑の肉」といわれる大豆は、良質なたんぱく質とコレステロールを下げる成分をたっぷり含みます。豆腐や納豆、みそなど加工食品も多彩で、毎日の食事に取り入れやすいのも魅力です。

LDLを減らしHDLを増やす大豆の4つの栄養素

① レシチン

② イソフラボン

レシチンは脂質、イソフラボンは色素成分の一種。ともにLDLを減らしHDLを増やす作用がある。

③ サポニン

リノール酸の酸化を妨げ、コレステロール値を下げる働きを守る。

④ リノール酸

不飽和脂肪酸の一種。コレステロール値を下げる作用があるが、酸化で動脈硬化を進める物質に変わる。

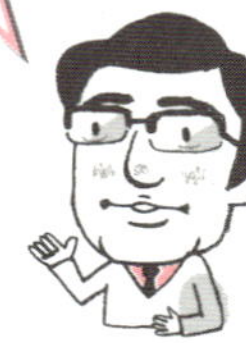
コレステロール値を下げる食物繊維も豊富に含まれるよ

豆類のなかでも大豆は、あずきやいんげん豆より良質のたんぱく質を多量に含み、コレステロールはほとんどありません。さらに、大豆に含まれるレシチンやサポニン、イソフラボンといった成分には、ＬＤＬを下げ、ＨＤＬを上げる効果があります。また、コレステロール値を下げる作用のあるリノール酸を豊富に含みます。リノール酸は、酸化すると動脈硬化を引き起こす物質に変質しますが、サポニンが酸化を防ぐため、その効果が十分発揮されます。

良質のたんぱく質には、血管をしなや

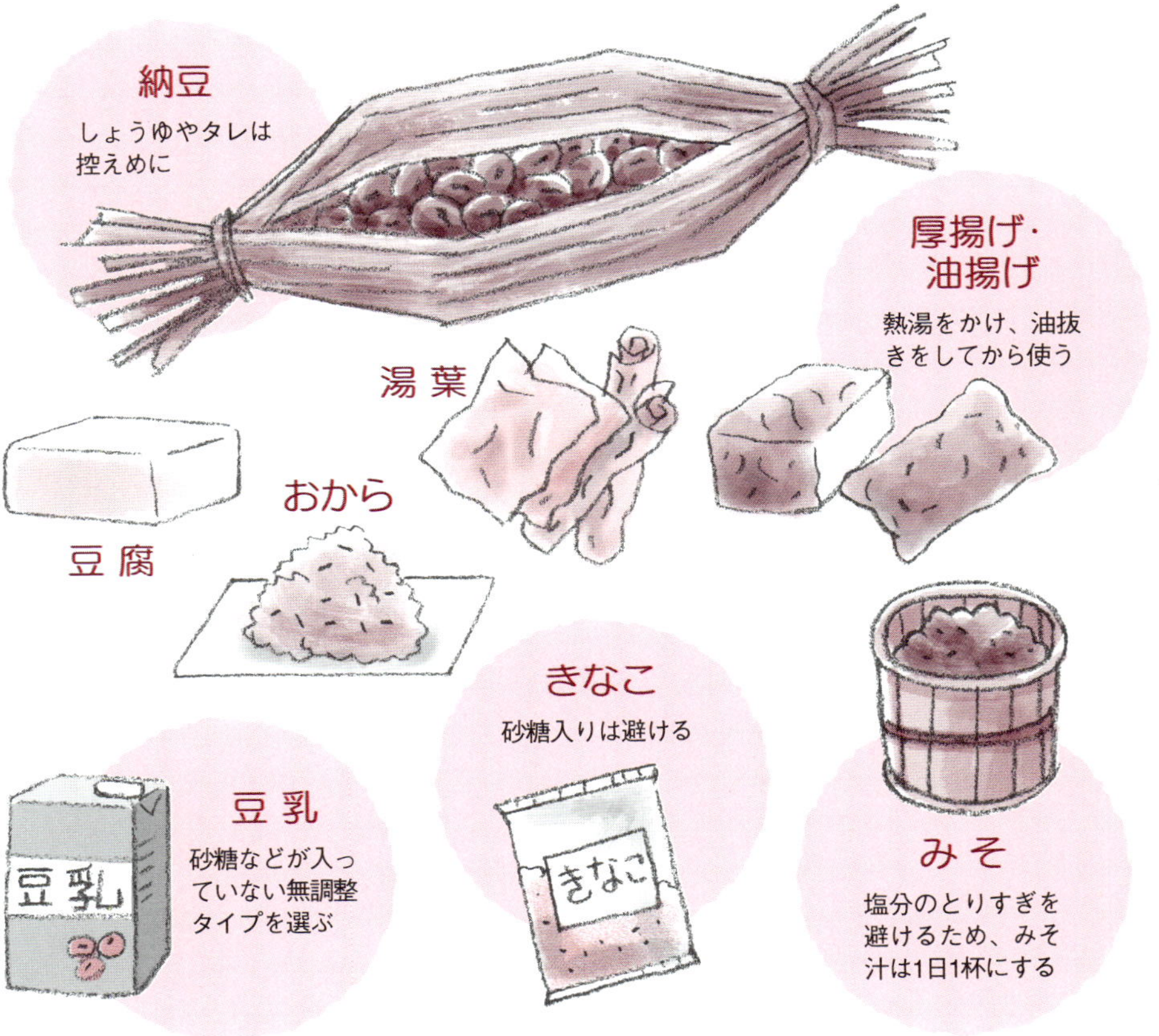
納豆
しょうゆやタレは控えめに
厚揚げ・油揚げ
熱湯をかけ、油抜きをしてから使う
湯葉
豆腐
おから
きなこ
砂糖入りは避ける
きなこ
豆乳
砂糖などが入っていない無調整タイプを選ぶ
豆乳
みそ
塩分のとりすぎを避けるため、みそ汁は1日1杯にする

かにし、動脈硬化を防ぐ効果もあります。

日本人は大豆不足。意識して多めに食べよう

一方で、大豆や大豆製品を大量に食べると、HDLコレステロールが低下することがわかっています。ただし、これは極端に偏食をした場合で、通常の量なら問題ありません。現代の日本人は大豆の摂取量が少ないといわれるため、意識して多めにとるくらいがいいでしょう。

ミニ知識

納豆は夕食に食べるとより効果的

納豆には血栓を防ぐナットウキナーゼという成分が含まれ、その作用は約8時間続きます。

血栓は深夜2〜3時頃にできやすく、夜に食べると効果的とされています。

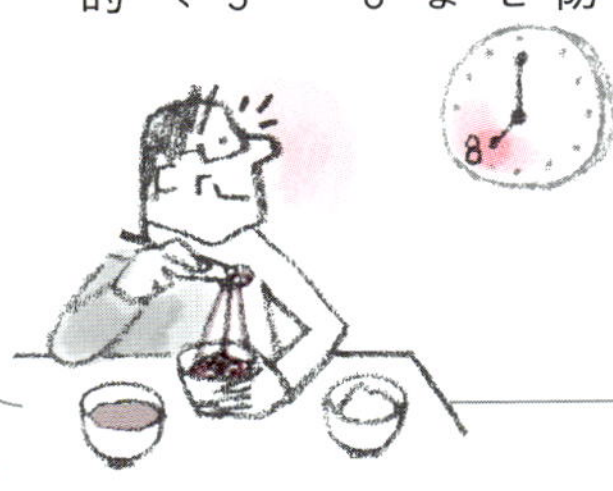

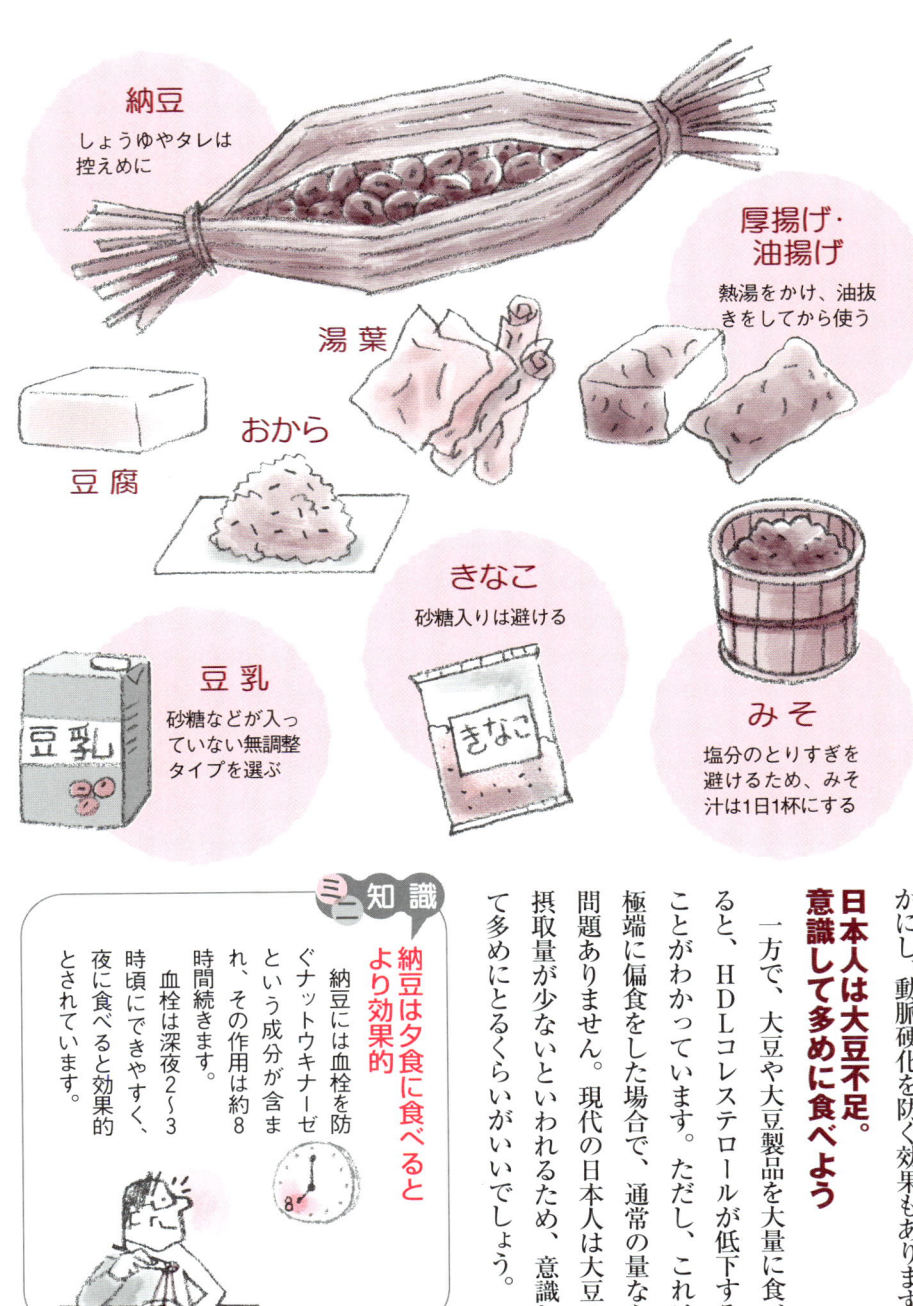

おすすめ食品❷ >> 魚

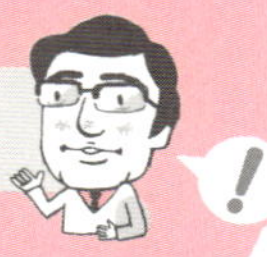

青魚に多く含まれるDHAやEPAがコレステロール値の上昇を抑える

魚の脂には、コレステロール値や中性脂肪値の上昇を抑え、動脈硬化を予防する効果があります。同じ動物性の脂なら、肉の脂ではなく魚の脂を積極的に取り入れるようにしましょう。

青魚は特におすすめ。小魚、魚卵は控えめに

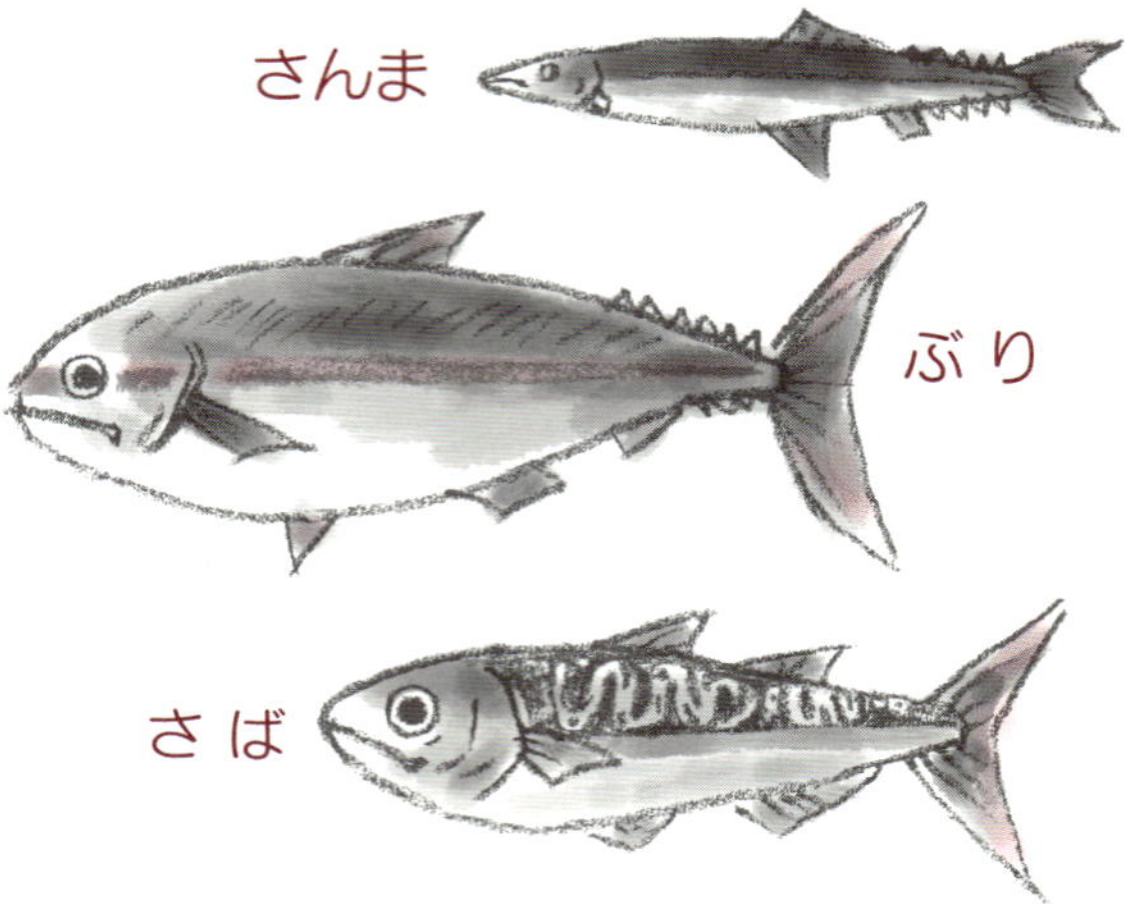
さんま
ぶり
さば

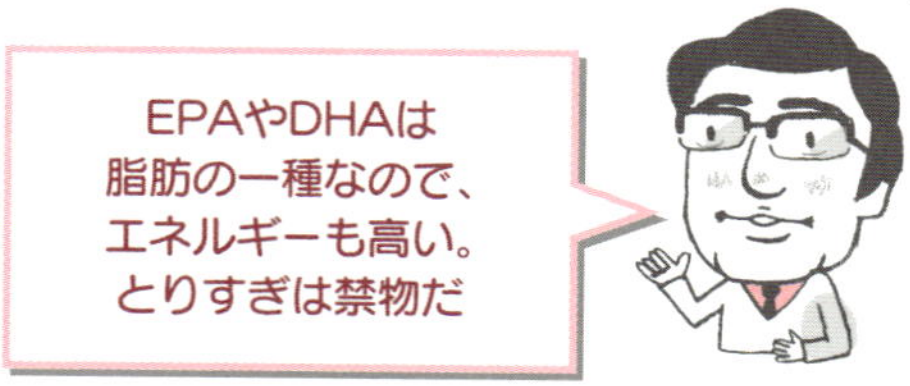
EPAやDHAは
脂肪の一種なので、
エネルギーも高い。
とりすぎは禁物だ

魚の脂は、DHA（ドコサヘキサエン酸）とEPA（エイコサペンタエン酸）という多価不飽和脂肪酸の一種。特にさんまやさばなどの青魚に多く含まれます。

DHAとEPAには、中性脂肪の合成を抑える、LDLコレステロールの排出を促す、血栓ができるのを防ぐ、血圧を下げるといった作用があります（56ページ参照）。また、魚介類に多く含まれるタウリンにも、コレステロール値や血糖値、血圧を下げる働きがあります。中性脂肪値やコレステロール値の高い人は、青魚を積極的にとるといいでしょう。

注意❶
たらこやすじこなど魚卵類は高コレステロール

たらこやすじこ、かずのこ、うになどの魚卵類は、コレステロールの含有量が多い。どうしても食べたい場合は、回数と量を減らす。

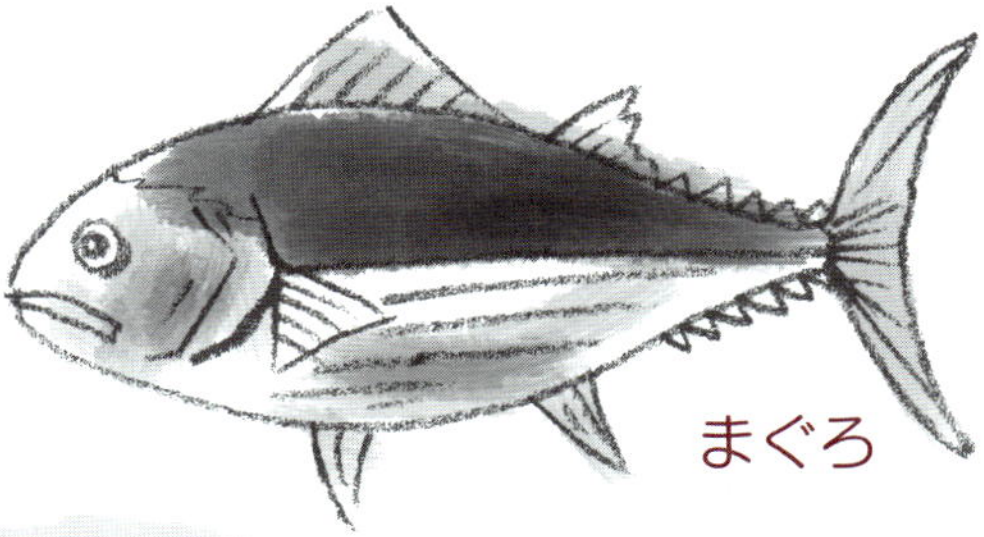

まぐろ

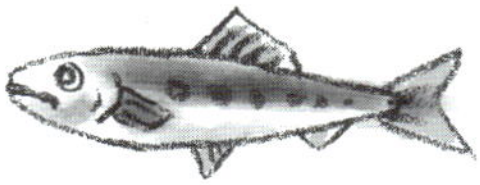

いわし

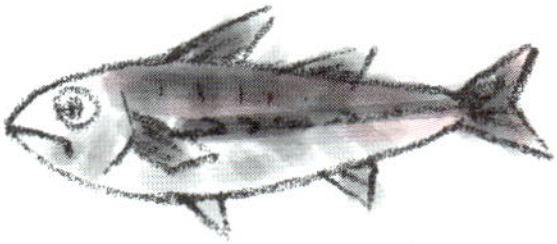

あじ

注意❷
内臓は取ってから調理する

さんまやあゆの塩焼きなどは内臓ごと食べるが、魚の内臓はコレステロールを多く含む。取り除いてから調理したほうがいい。

注意❸
しらす干しなどの小魚は控えめに

しらす干しやいわしの丸干し、わかさぎ、ししゃもなど、内臓ごと食べるものはコレステロールが高い。食べすぎに注意。

小魚に含まれるコレステロール量
（可食部100g中）

- しらす干し…240mg
- ししゃも…230mg
- めざし…100mg
- どじょう…210mg

魚卵類や小魚には注意が必要。新鮮なものを少量にとどめる

ただし、魚卵類やワタ（内臓）、肝は、コレステロールを多く含むため、食べすぎに注意。内臓ごと食べる小魚も少量にします。

また、DHAやEPAは時間がたつと酸化されやすいのが難点。酸化されると動脈硬化を進める作用を持つため、新鮮なものを食べるようにしましょう。

ミニ知識
塩分のとりすぎになる練り製品は避ける

下記のような練り製品は、魚が原料とはいえ、塩分や添加物を豊富に含みます。塩分のとりすぎは、動脈硬化の危険因子でもある高血圧を招くため、避けましょう。

- かまぼこ
- すり身
- 魚肉ソーセージ　など

野菜は「食いだめ」ができない。毎日300gを目標に、こまめにとる

野菜はビタミン、ミネラル、食物繊維の宝庫で、コレステロールを下げる作用もあります。エネルギー量も低いため、肥満の改善にも効果的。1日300g以上を目標に、毎日食べるようにしましょう。

1日300gのうち、3分の1を緑黄色野菜にする

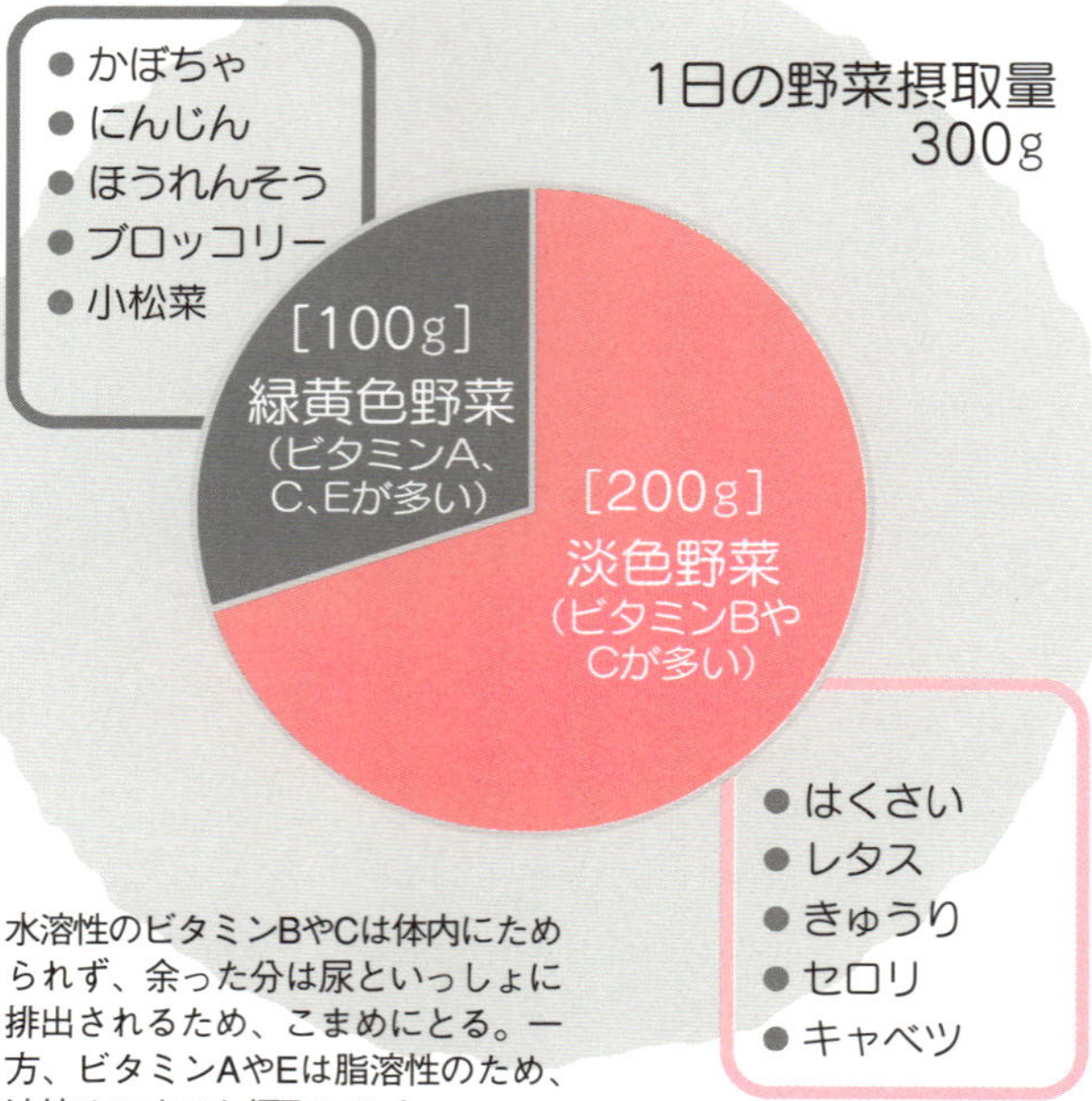

1日の野菜摂取量
300g
・かぼちゃ
・にんじん
・ほうれんそう
・ブロッコリー
・小松菜
[100g]
緑黄色野菜
(ビタミンA、C、Eが多い)
[200g]
淡色野菜
(ビタミンBやCが多い)
・はくさい
・レタス
・きゅうり
・セロリ
・キャベツ

水溶性のビタミンBやCは体内にためられず、余った分は尿といっしょに排出されるため、こまめにとる。一方、ビタミンAやEは脂溶性のため、油炒めにすると摂取しやすい。

野菜にはビタミンやミネラル、食物繊維が豊富に含まれます。ビタミンにはコレステロールの酸化を防ぎ、動脈硬化を予防する働き（60ページ参照）が、食物繊維にはコレステロール値を下げる働き（58ページ参照）があります。しかも低エネルギーのため、食べすぎを心配する必要もありません。1日300gを目標に、たっぷりとりたいものです。

野菜は毎日の食事でこまめにとることが大切

1日300gのうち、100g以上は緑黄色野菜からとります。淡色野菜にもビタミン

ビタミン類のほかにも、数値を下げる栄養素が含まれる

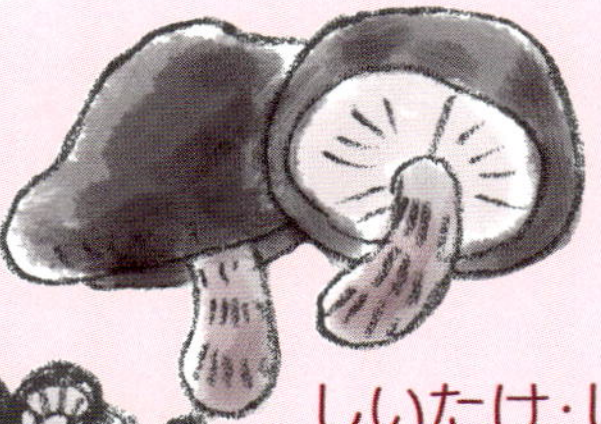

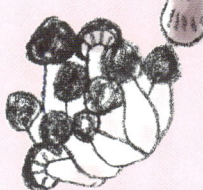

しいたけ・しめじ

しいたけに含まれるエリタデニンはコレステロールの沈着を、しめじに含まれるリジンはLDLの酸化を防ぐ。

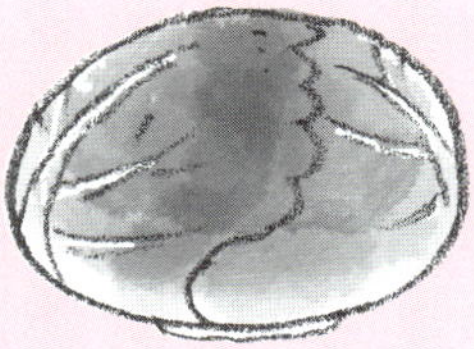

キャベツ

コレステロール値低下に効果的な硫黄化合物イソチシアナートを含む。

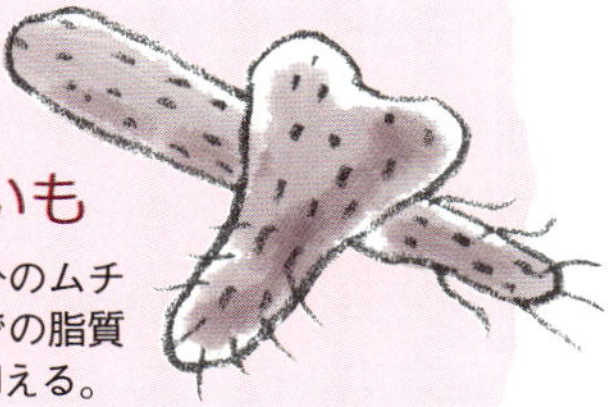

やまいも

ぬめり成分のムチンが、腸での脂質の吸収を抑える。

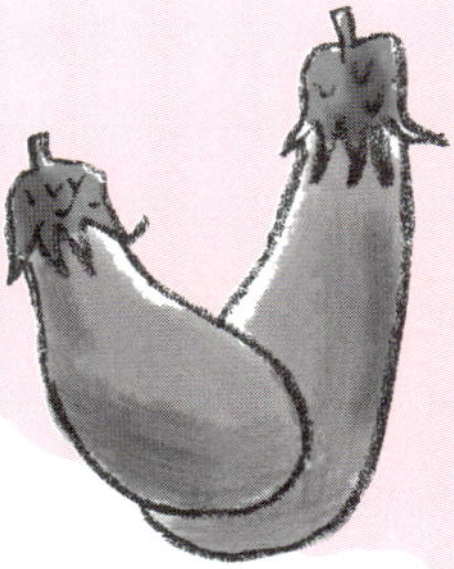

なす

抗酸化物質のナスニンが、HDLを増やし、LDLの酸化を防ぐ。

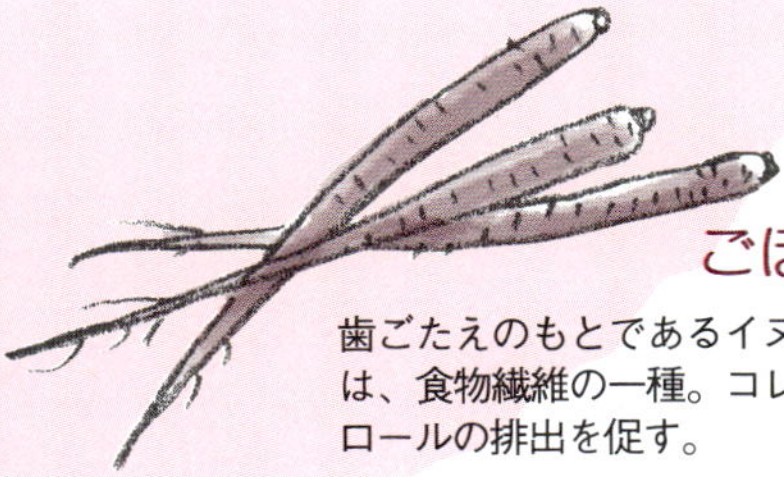

ごぼう

歯ごたえのもとであるイヌリンは、食物繊維の一種。コレステロールの排出を促す。

C、Bが含まれますが、緑黄色野菜には、より多くのビタミンA、C、Eが含まれるためです。

ただ、水溶性のビタミンBやCは、加熱調理によって壊れてしまうため、量を増やすか、調理法を工夫しましょう。

ミニ知識

"旬"の野菜は栄養価が高い

今では四季に関係なくさまざまな野菜が売られていますが、旬の野菜は味がよく、栄養価も高いもの。効率よくビタミンを摂取するためには、旬のものを献立に取り入れましょう。

春	みつば、たけのこ、グリーンアスパラ、さやえんどうなど
夏	オクラ、ししとう、トマト、枝豆、なす、かぼちゃなど
秋	じゃがいも、さつまいも、ごぼう、やまいもなど
冬	白菜、春菊、れんこん、だいこん、ねぎ、小松菜など

おすすめ食品④>> 海藻類

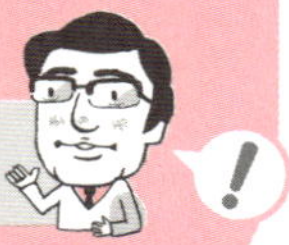

表面のヌルヌル成分は、コレステロール値を下げる水溶性の食物繊維

こんぶやわかめなど、海藻類の表面はヌルヌルしていますが、ぬめりの正体は水溶性の食物繊維。コレステロール値を下げる効果があるうえ、血圧も下げるため、動脈硬化の予防に効果的です。

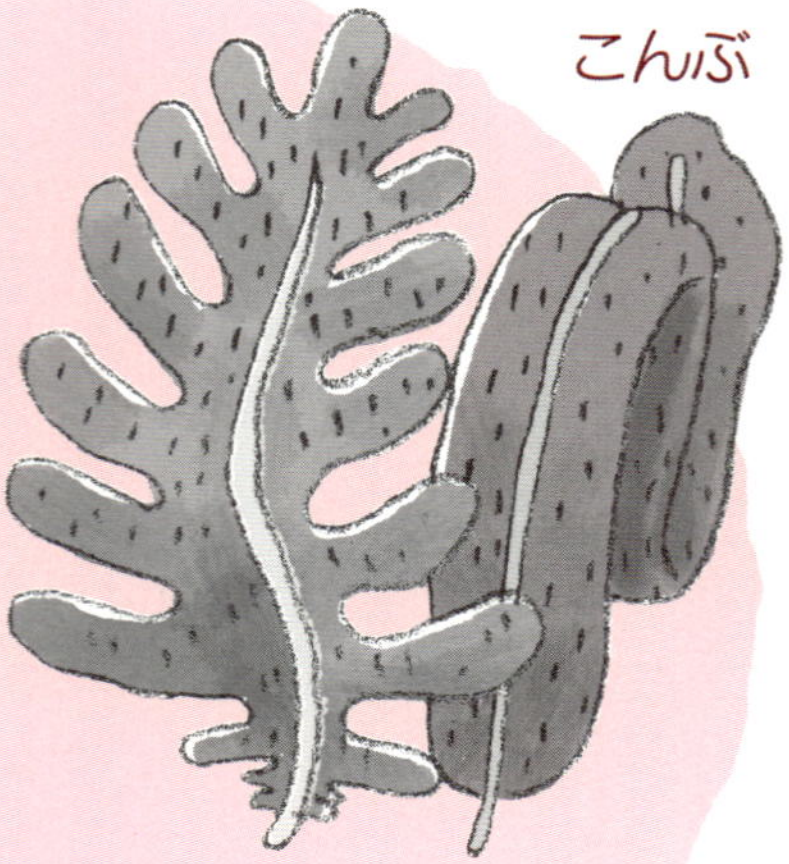

フコレステロール

植物ステロールの一種。コレステロールを減らし、血栓を溶かす。

アルギン酸

コレステロールや胆汁酸の吸収を抑える。ナトリウムを排泄し血圧を下げる。

フコイダン

コレステロール値や血糖値の上昇を抑える。

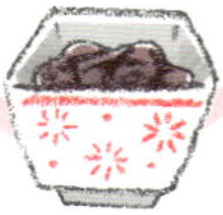

こんぶはとりすぎ注意！1日3g程度まで

ヨウ素が多く、食べすぎは甲状腺機能障害を起こす。1日3gまで。

生のこんぶやわかめの表面を覆っているぬめり成分は、アルギン酸やフコイダンと呼ばれるもの。これらは、コレステロール値を下げる働きがある水溶性の食物繊維の一種（58ページ参照）です。血糖値の上昇を抑えたり、ナトリウムの排出を促して血圧を下げる効果もあります。フコイダンは、同じ海藻類では、もずくにも含まれています。

また、植物ステロールの一種であるフコステロールも含まれており、これにもコレステロール値を下げる効果があります。

おすすめ食品⑤>> こんにゃく

食物繊維のグルコマンナンが、コレステロールの合成を抑える

エネルギーがほとんどなく、食物繊維が豊富なこんにゃくは、ダイエットの強い味方。食物繊維の一種であるグルコマンナンには、コレステロールを下げる働きがあります。

こんにゃく

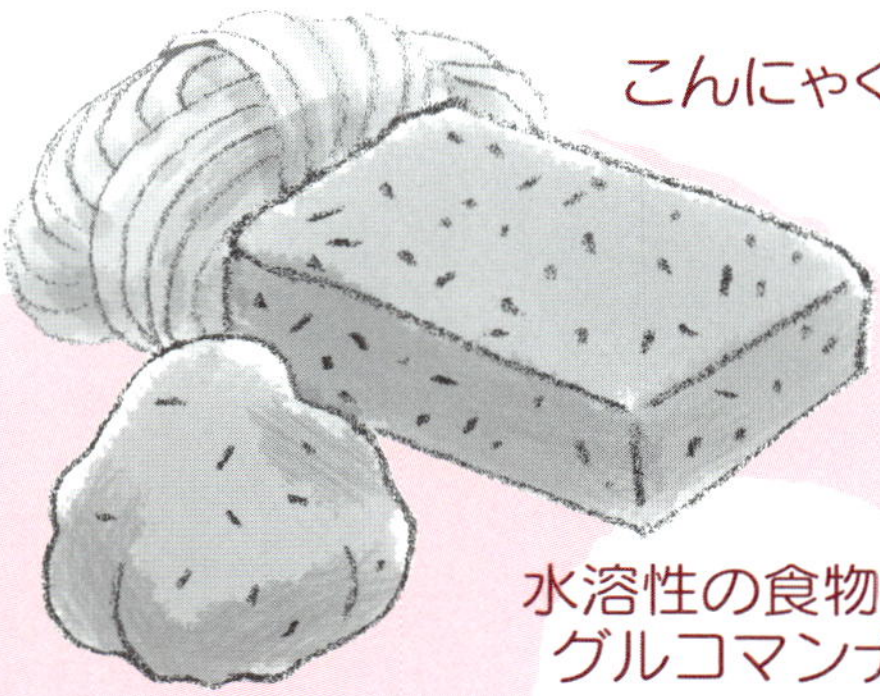

水溶性の食物繊維
グルコマンナン

肝臓でのコレステロールの合成を抑える。また、腸での胆汁酸の吸収を抑える。

グルコマンナンが胃の中で水分を吸収してふくらみ、満腹感を与える

97%が水分でできているため、エネルギー量がほとんどゼロに近い

肥満解消にも効果的

こんにゃくいもからつくられるこんにゃくは、97%が水分で、残りは食物繊維です。この食物繊維は水溶性のグルコマンナンで、肝臓でコレステロールの合成を抑えたり、胆汁酸（12ページ参照）が腸で吸収されるのを抑えるなどの働きがあり、コレステロール値を下げる効果が期待できます。

また、グルコマンナンは胃の中で水分を吸収してふくらむため、少量の食事でも満腹感が得られ、食べすぎを防げます。エネルギーもゼロに近く、肥満の人におすすめの食材といえます。

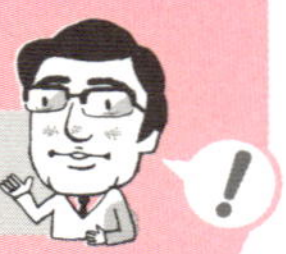

おすすめ食品⑥>> 精製度の低い穀類

精製されたものに比べ、食物繊維もビタミンも豊富に含まれる

米や麦は、精製されていないもののほうが、食物繊維やビタミンが多く残っています。精製度の低い穀類を、毎日の食事に上手に取り入れるようにしましょう。

米や麦は主食としてほぼ毎日食べているものだけに、気を配りたいものです。穀類はあまり精製されていないもののほうが、食物繊維やビタミンB群を多く残しているのでおすすめです。食物繊維やビタミンB群には、血中のコレステロールを下げたり、動脈硬化を防ぐ働きがあります。

食事に取り入れるときは、白米を玄米や胚芽米に、白パンを全粒粉パンやライ麦パンに替えるとよいでしょう。主食を工夫することで、食物繊維やビタミンを手軽に摂取することができます。

ご飯なら… 玄米

白米に比べ、コレステロールの排出を促す食物繊維や、ビタミン類を豊富に含む（食物繊維は白米の約5倍）。

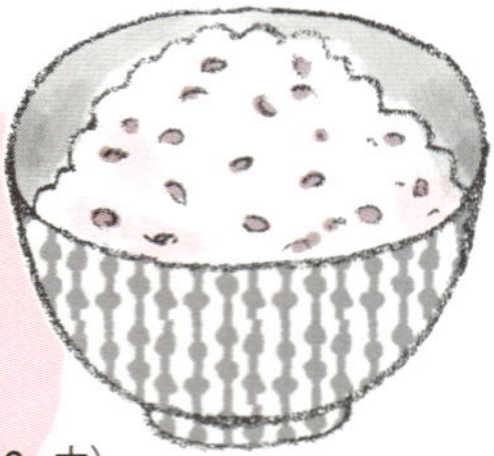

栄養成分量の比較（可食部100g中）

	玄米	胚芽米	精白米
ビタミンB_1	0.16mg	0.08mg	0.02mg
食物繊維	1.4g	0.8g	0.3g

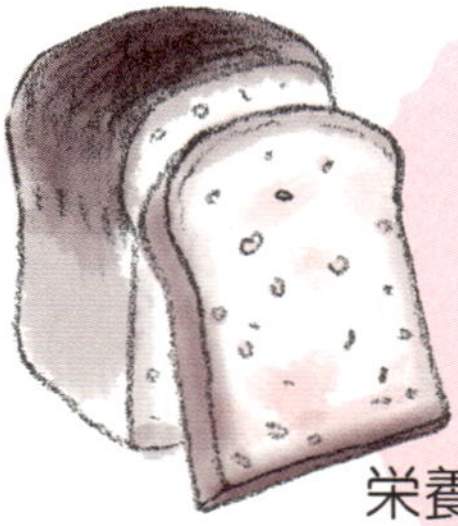

パンなら… ライ麦パン

大麦のなかまであるライ麦には、食物繊維が多く含まれる。精製された白パンに比べ、ビタミンB群やミネラルも豊富。

栄養成分量の比較（可食部100g中）

	ライ麦パン	クロワッサン	食パン
水溶性食物繊維	2.0g	0.9g	0.4g
不溶性食物繊維	3.6g	0.9g	1.9g

おすすめ食品⑦>> オリーブ油

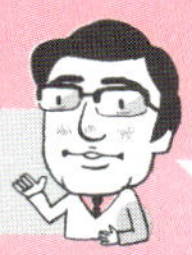

ＬＤＬの低下にもっとも効果的なオレイン酸を豊富に含む

イタリア料理やパスタによく使われるオリーブ油には、ＬＤＬ値を下げる作用のあるオレイン酸が70%も含まれています。さまざまな料理に活用するとよいでしょう。

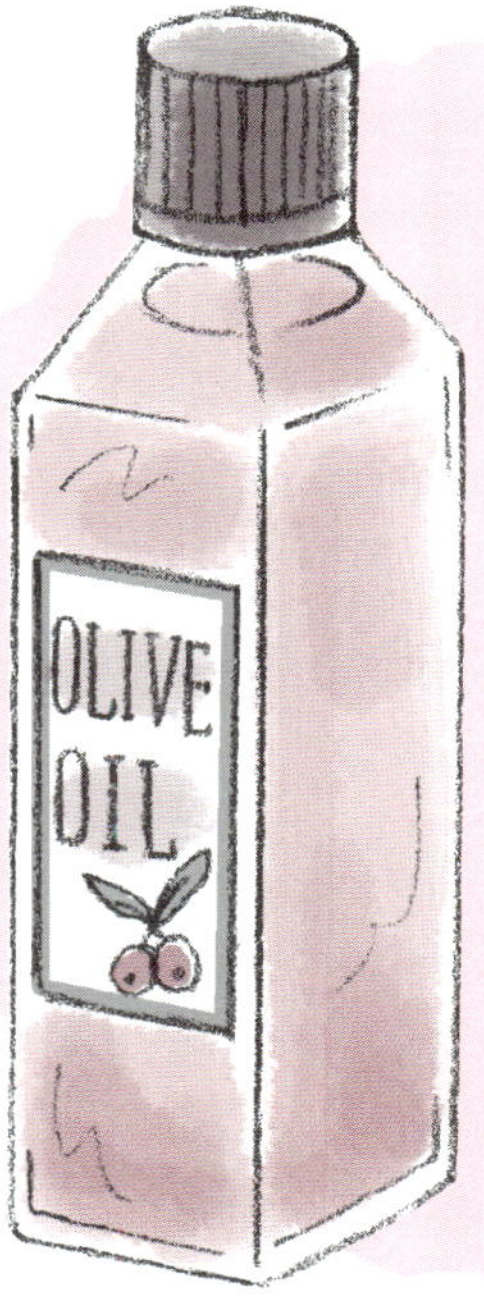
OLIVE
OIL
オレイン酸が約70%
LDLを減らす効果があり、ほかの脂肪酸と違って酸化されにくい。
リノール酸が約10%
コレステロール値を下げる効果があるが、とりすぎるとLDLを増やして、HDLを減らしてしまう。
オリーブ油

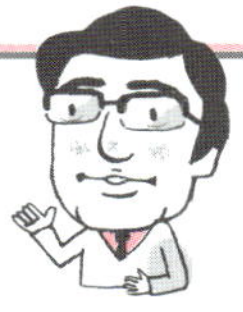
“バージン”や“ピュア”など種類があるが、なかでも“エクストラバージン”は、精製前のもののため抗酸化物質が豊富。特におすすめだ

動物油と異なり、植物油には不飽和脂肪酸が多く含まれ、コレステロール値を下げて血栓を予防する働きがあります。なかでもオリーブ油には、コレステロール値の改善効果が特に高いオレイン酸が、70%も含まれています。

ほかの植物油に多く含まれるリノール酸にもＬＤＬを減らす効果はありますが、リノール酸は過剰摂取によりＨＤＬをも減らしてしまうという欠点を持っています。それに対してオレイン酸はＬＤＬのみを減らすことができ、インスリンの効きめをよくする働きもあります。

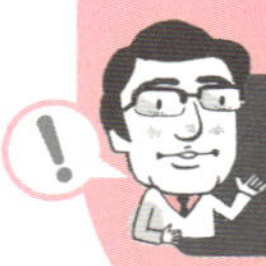

改善ポイント①

食べ方からペースまで食行動を改めて食事量を減らす

食生活を見直すうえでもっとも気をつけるべきことは、食事の量を減らすこと。そのためには、食べるタイミングやペースなど、食行動を見直し、改めていきましょう。

あらかじめ量を決め計画的に食べる

食事前

食べたものをふり返って、次に食べるものを計画する

- 前に食べたものから次の献立を考える
- お腹がすいているときは買い物に行かない
- その日の献立の分だけ買う
- 食事をする場所を決めておく

身についた食習慣を変えるのは難しい。具体的にルールをつくろう

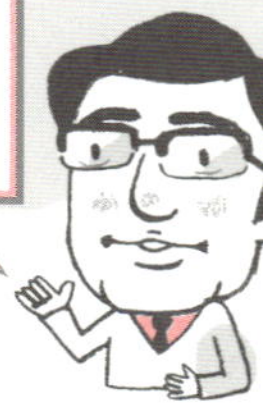

コレステロール値が高くなる要因のひとつは、食べすぎによるエネルギーオーバーです。食事量を減らさなくてはなりませんが、そのためには食行動の改善が欠かせません。食べ方からタイミング、ペースまで、自分の日ごろの食行動をふり返ってみましょう。

改善のポイントは2つあります。1つめは、適切な量を決めてとること。食事の前に自分の食べる分を皿に取り分けてしまい、それ以上は食べないようにします。

2つめは、計画的に食べること。自分が食べたものを把握して、それによって次の

食事中

食べることに集中し、満足感が得られる食べ方を心がける

- テレビを見たり新聞を読んだりしながら食べない
- 食事をとる時間を決め、そのとき以外は食べない
- ゆっくり食べる
- 大皿に盛らず、自分の分を取り分ける

食後

だらだら食べ続けず、食事時間を決めてさっと切り上げる

- 食べ残しや残り物はとっておかずに処分する
- 食べ終わったらすぐに食卓を片づける
- 少量のデザートをとって食事終了のサインにする

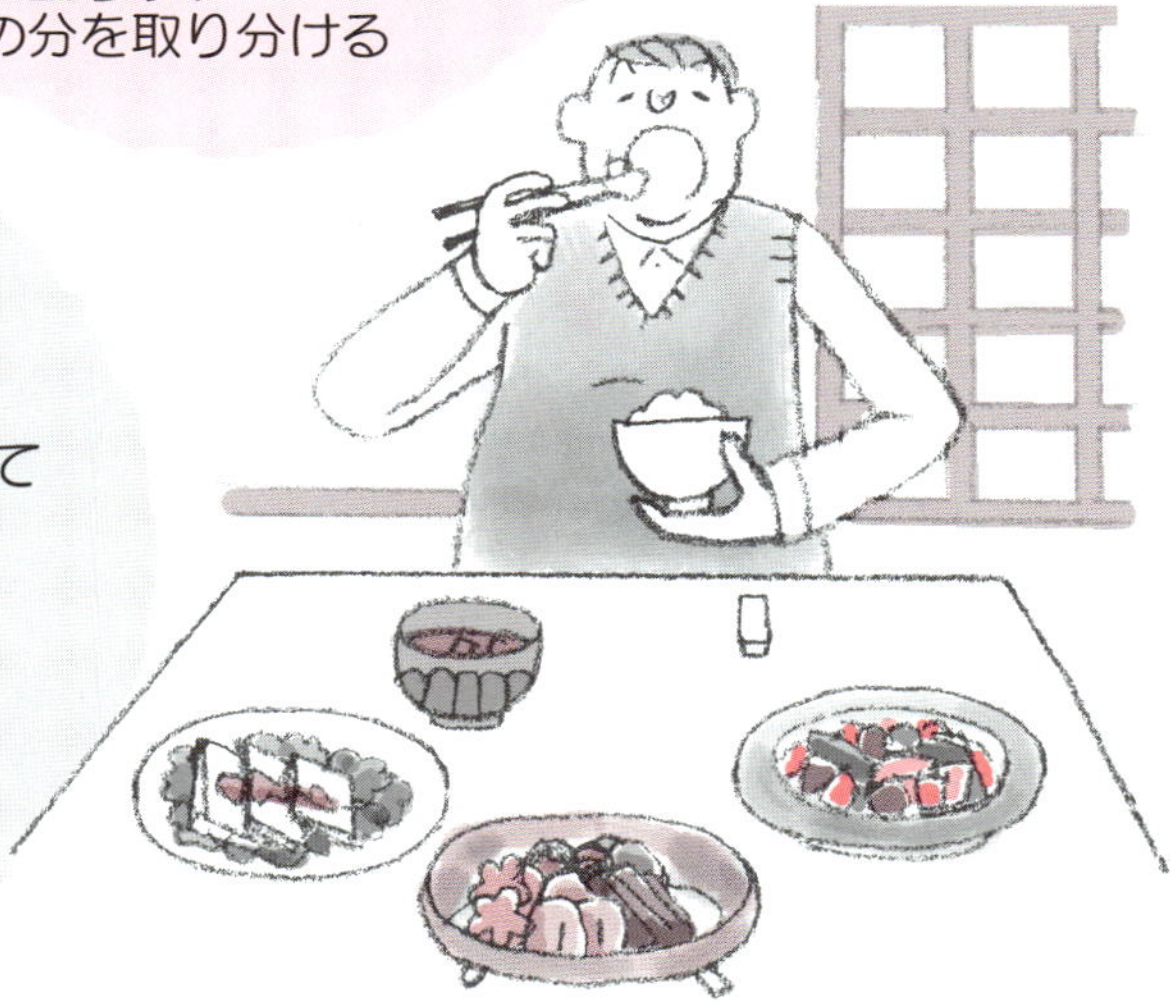

食事内容を考える習慣をつけましょう。

食欲が抑えられない場合は、1回の量を減らし回数を増やす

どうしても食欲を抑えられない場合は、一度にたくさん食べて次の食事を抜くのではなく、1回の食事量を減らして回数を増やすようにします。もちろん、1日の適正摂取エネルギー量（40ページ参照）を意識して、それを超えないように調整しましょう。

ミニ知識

更年期による数値上昇は、食事で改善できないことも

女性は更年期にコレステロール値が高くなることがありますが（32ページ参照）、この場合、食事療法の効果は個人差があります。

効果がなければ薬物が処方されます。

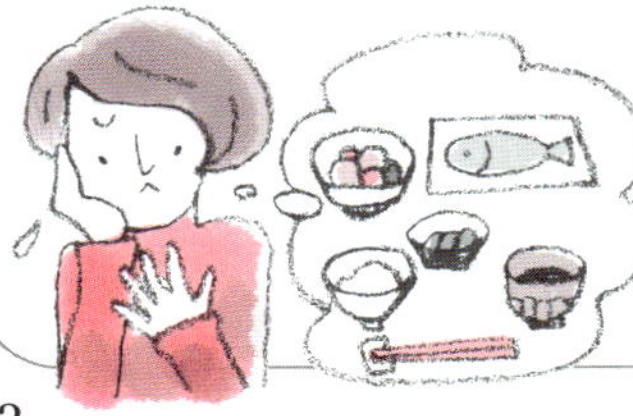

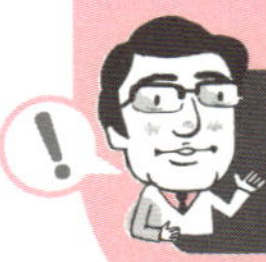

改善ポイント②

コレステロールを気にする前に、栄養バランスを見直す

高コレステロール値を指摘されると、コレステロールの多い食品を排除することを意識しがちですが、まずは栄養バランスを整えることが大切。コレステロールを意識するのはそのあとです。

品数の多い「定食型」が栄養バランスアップの秘訣

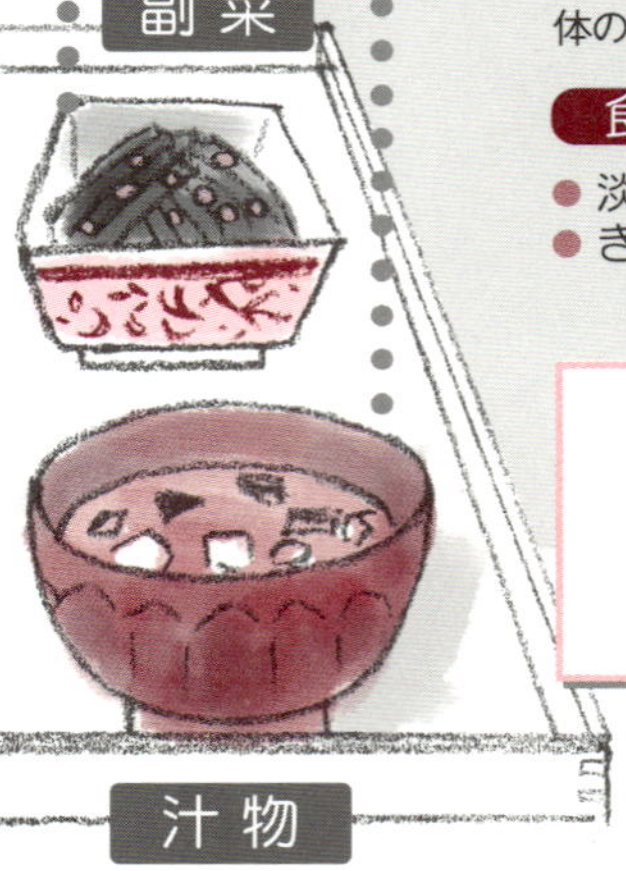

副菜
汁物

ビタミン・ミネラルがとれる

副菜や汁物には、野菜や海藻、きのこ類を使用。ビタミンやミネラルが、コレステロール値を下げ、体の機能を整えてくれる。

食材

- 淡色・緑黄色野菜
- 海藻
- きのこ
- こんにゃく

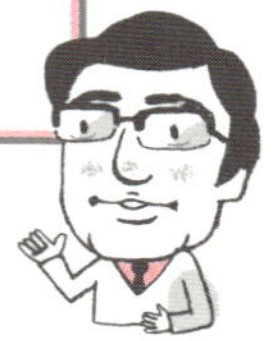

1回の食事で
できるだけ多種類の
食品をとることを
意識するといいよ

食事療法を成功させるためには、五大栄養素であるたんぱく質、糖質、脂質、ビタミン、ミネラルを、バランスよくとる必要があります。

「動脈硬化性疾患診療ガイドライン 2002年版」によると、食事全体のエネルギー量の60%を主食（炭水化物）からとり、15～20%をたんぱく質、20～25%を脂質からとるのが理想とされています。

定食を意識した献立で栄養素を偏りなくとる

そうはいっても、実際にパーセンテージまで考えて、日々の献立をつくってい

たんぱく質がとれる

たんぱく質は、皮膚や筋肉、臓器をつくる重要な栄養素。主菜の魚や肉でとる。肉の場合は、脂の少ない部位を選ぶ（74ページ参照）。

食材

- 動物性…肉／魚／卵／乳製品
- 植物性…大豆／大豆製品

脂質がとれる

主菜に魚を選ぶと、脂質がとれるうえ、コレステロール値の低下にも効果的。油を使って調理するときは植物性のものを使用する。

食材

- 動物性…肉／魚／バター
- 植物性…植物油／マーガリン

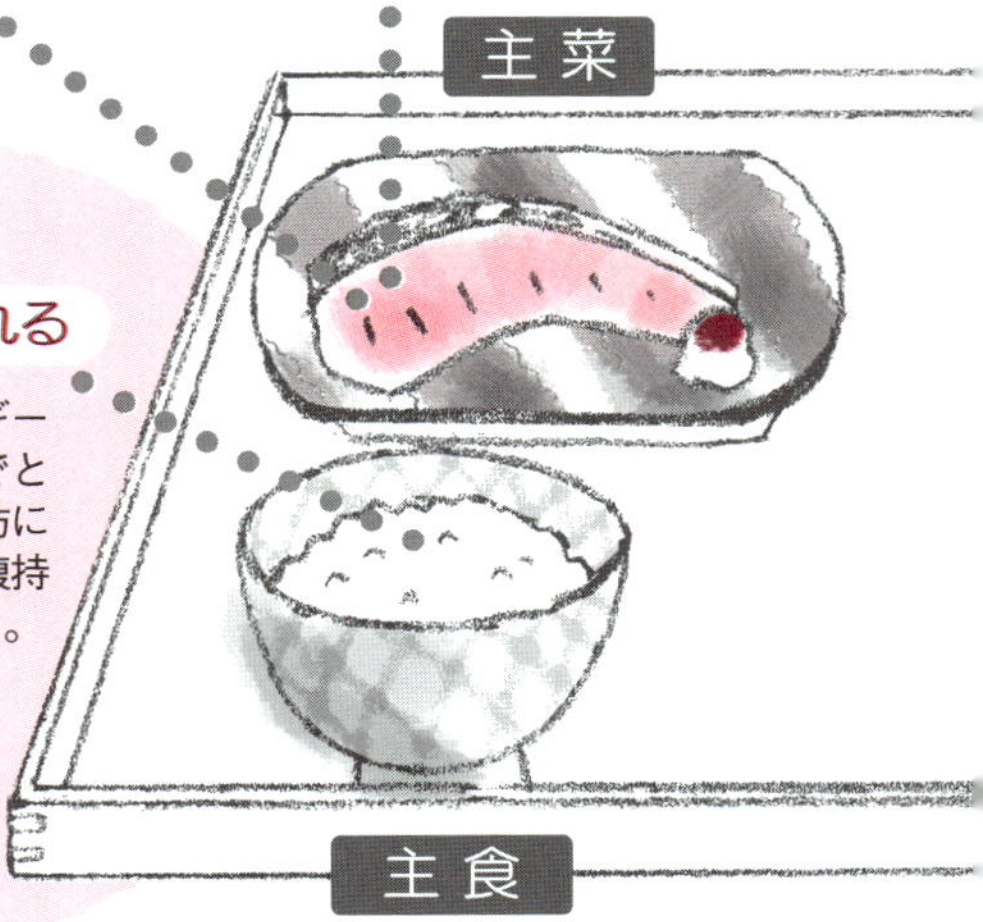

糖質がとれる

糖質は体や脳のエネルギー源。主食のご飯やパンでとる。多すぎると中性脂肪に変わるが、不足すると腹持ちが悪くなり間食を招く。

食材

- ご飯
- パン
- 麺類
- いも類

足りないものをデザートで補う

乳製品はカルシウム、果物はビタミンが豊富だが、献立には取り入れにくい。デザートとして少量とる。

食材

- 果物
- ヨーグルト

たのでは大変です。難しく考えずに、これらの栄養素のうち、どれかが著しく不足したり過多になったりしないよう、常にバランスを意識して食べるようにすればいいでしょう。

具体的には、定食を意識して献立を考えるとうまくいきます。糖質（米）、たんぱく質や脂質（肉や魚）、ビタミンやミネラル（野菜や海藻類など）を、自然に偏りなくとることができます。

ミニ知識

品目を増やすだけで栄養バランスはよくなる

食事に取り入れる食品数を増やすと、より多くの栄養素を摂取できます。たとえば野菜サラダでも多種類の野菜を使うなど意識的に食品数を増やします。1日30品目が理想です。

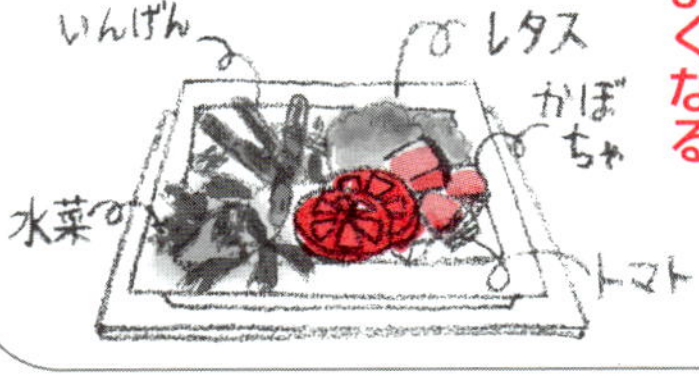

改善
ポイント③

動物性油を減らし、植物性油・魚の脂を意識的にとる

あまり意識することなく料理に使用している油も、種類によって、コレステロール値を高めるものと、下げるものがあります。油の種類や特徴を知って、食事や調理に上手に取り入れたいものです。

飽和脂肪酸と不飽和脂肪酸を3対7の割合でとる

3割・飽和脂肪酸

コレステロールや中性脂肪を合成する働きがある。とりすぎると高脂血症を招き、血栓もできやすくなる。

- 肉類
- ラード
- バターやチーズなどの乳製品
- パーム油
- やし油

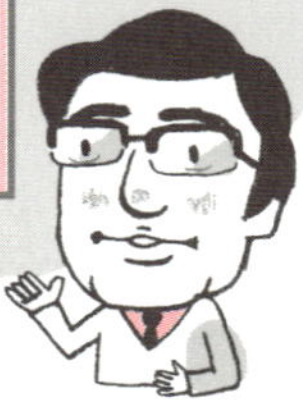
飽和脂肪酸は常温で固まる。
常温でも液状なのが、
不飽和脂肪酸だ

現代の日本人は脂肪の摂取量が多く、総エネルギーの26％以上を占めています。20％程度に抑えなくてはなりません。

バターや肉の脂身などの動物性脂肪を減らし、オリーブ油などの植物性脂肪と魚の脂を多めにとります。動物性脂肪に含まれる飽和脂肪酸はコレステロール値を上昇させますが、植物性脂肪と魚の脂に含まれる不飽和脂肪酸は、ＬＤＬや中性脂肪を減らすためです。

油をとるときは、不飽和脂肪酸を7割程度に

そうはいっても、不飽和脂肪酸だけを

7割 不飽和脂肪酸

不飽和脂肪酸にもいろいろな種類があるが、その多くは、LDLコレステロールを減少させる作用を持っている。

一価不飽和脂肪酸

LDLを減らす。酸化されにくいので使いやすい。

オレイン酸

HDLの値を下げずに、LDLだけを減らす。

- オリーブ油
- キャノーラ油

多価不飽和脂肪酸

必須脂肪酸と呼ばれる。体内で合成できないので食品からとる。

EPA、DHA

LDLコレステロールを減らし、血栓を予防する。

- 青魚

αリノレン酸

HDLを下げずに、中性脂肪を減らす。

- 大豆油
- しその実油
- えごま油

リノール酸

LDLを減らすが、とりすぎるとHDLも減少する。

- ひまわり油
- ごま油
- 米ぬか油

とればいいわけではなくバランスが大切です。不飽和脂肪酸は、構造の違いから一価不飽和脂肪酸と多価不飽和脂肪酸に分かれます（上記参照）が、「動脈硬化性疾患診療ガイドライン２００２年版」では、飽和脂肪酸、一価不飽和脂肪酸、他価不飽和脂肪酸を、３対４対３の割合でとるのが理想とされています。

市販の油に含まれる脂肪酸

総脂肪酸100gあたりの脂肪酸（g）

	リノール酸	αリノレン酸	オレイン酸
オリーブ油	7.0	0.6	77.3
なたね油	19.9	8.1	62.7
ごま油	43.6	0.3	39.8
米ぬか油	35.0	1.3	42.6
サフラワー油（高オレイン酸）	14.2	0.2	77.1
サフラワー油（高リノール酸）	75.7	0.2	13.5
大豆油	53.5	6.6	23.5
とうもろこし油	54.9	0.8	29.8
ひまわり油（高オレイン酸）	6.9	0.2	83.4
ひまわり油（高リノール酸）	60.1	0.4	28.4

（「五訂増補食品標準成分表2006」より）

改善ポイント④

コレステロールの吸収を抑える食物繊維をとる

現代の日本人は、食物繊維の摂取量が不足しているといわれます。食物繊維にはコレステロール値や中性脂肪値を下げる働きがあり、野菜や海藻類などに多く含まれています。

腸で余計なものを吸着しいっしょに排出してくれる

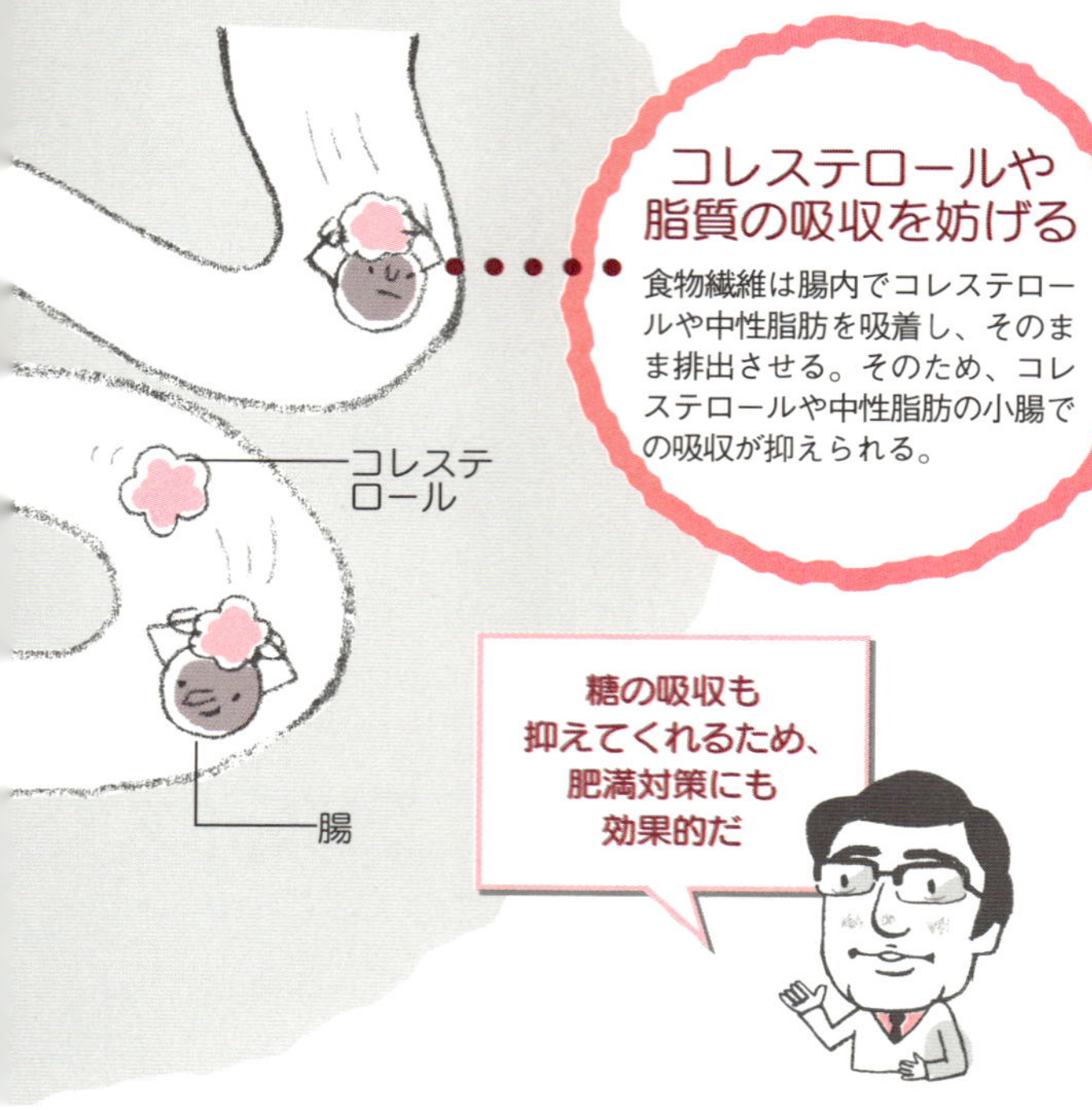

コレステロールや脂質の吸収を妨げる
食物繊維は腸内でコレステロールや中性脂肪を吸着し、そのまま排出させる。そのため、コレステロールや中性脂肪の小腸での吸収が抑えられる。
コレステロール
腸
糖の吸収も抑えてくれるため、肥満対策にも効果的だ

五大栄養素（54ページ参照）に次ぐ「第6の栄養素」として注目されているのが、食物繊維です。食物繊維は腸で吸収されることなく排出されることから、以前はエネルギー源として役に立たない〝食べ物のかす〟として、価値が認められていませんでした。しかし、健康によいことがわかり、今では1日25g以上摂取することがすすめられています。

コレステロールや糖質の吸収を抑えていっしょに排出

食物繊維には、海藻類やこんにゃくに多く含まれている水溶性のものと、野菜

食物繊維を多く含む食品

食品名	分量(g)	食物繊維(g)
玄米(ご飯)	1膳(150)	2.1
精白米(ご飯)	1膳(150)	0.5
食パン	6枚切り1枚(60)	1.4
ライ麦パン	1切れ(30)	1.7
そば(ゆで)	1食分(210)	4.2
さつまいも	1/2本(150)	3.5
さといも	中2個(104)	2.4
やまといも	1/2本(250g)	6.3
こんにゃく	1/2丁(200g)	4.4
あずき	カップ1/4(40)	7.1
大豆	カップ1/4(35)	6.0
納豆	1パック(40)	2.7
おから	カップ1/2(40)	3.9
西洋かぼちゃ	小1/8個(100)	3.5
とうもろこし	中1/2本(100)	3.1
ごぼう	1/4本(50)	2.9
だいこん	5cm(150)	2.0
オクラ	5本(35)	1.8
ほうれんそう	1/3束(60)	1.7
春菊	1/4束(50)	1.6
にんじん	1/3本(50)	1.3
芽キャベツ	4個(60)	3.3
モロヘイヤ	1/4束(50)	3.0
アボカド	1/2個(90)	4.8
キウイフルーツ	1個(85)	2.1
りんご	中1/2個(100)	1.5
パイナップル	1/10個(100)	1.5
いちご	中5個(100)	1.4
しいたけ(生)	3枚(30)	1.1
ぶなしめじ	1/2パック(45)	1.7
えのきたけ	1/2束(40)	1.6
ひじき	大さじ1(8)	3.5
わかめ	1食分(2)	0.7
こんぶ	5×10cm(3)	0.7
焼きのり	1枚(3)	1.1

(「五訂増補食品標準成分表2006」より)

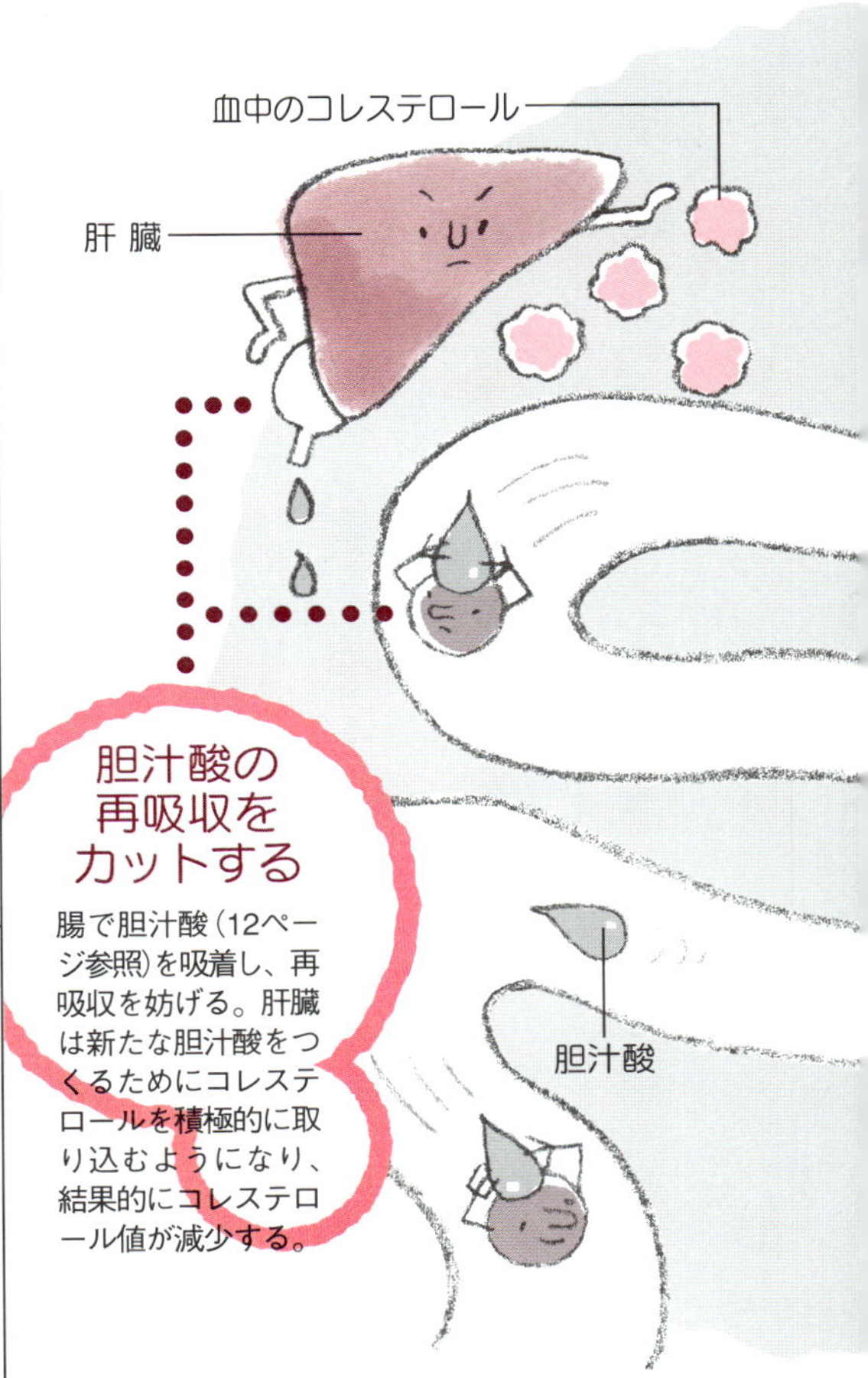
血中のコレステロール
肝臓
胆汁酸の再吸収をカットする
腸で胆汁酸(12ページ参照)を吸着し、再吸収を妨げる。肝臓は新たな胆汁酸をつくるためにコレステロールを積極的に取り込むようになり、結果的にコレステロール値が減少する。
胆汁酸

やきのこ類に多く含まれている不溶性のものがあります。水溶性には、腸でコレステロールや糖質の吸収を抑えたり、胆汁酸の排出を促すことで、コレステロール値を下げる効果があります。一方、不溶性食物繊維の主な働きは、便のカサを増やして便秘を改善することですが、コレステロールを下げる効果もあります。また、食物繊維はエネルギーにならないため、肥満の防止にも効果的です。

※表の食物繊維の量(g)は、水溶性と不溶性を合わせた量です

改善ポイント⑤

ビタミンCとEが、LDLの酸化を妨げ動脈硬化のリスクを減らす

ビタミンのなかでも高コレステロールの人が積極的にとりたいのが、ビタミンCとEです。この2種類のビタミンは、お互いに助け合うことで、血中コレステロールを効果的に下げてくれます。

ビタミンCとEは、外と中からLDLの酸化を妨げる

LDLの酸化を阻止する

ビタミンC

水溶性の抗酸化ビタミン。血液中に溶け込んで、血中LDLの酸化を防いでいる。また、酸化したビタミンEを還元することで、ビタミンEの効果を高める。

多く含む食品

- 赤ピーマン
- 芽キャベツ
- ブロッコリー
- ぽんかん
- 柿 など

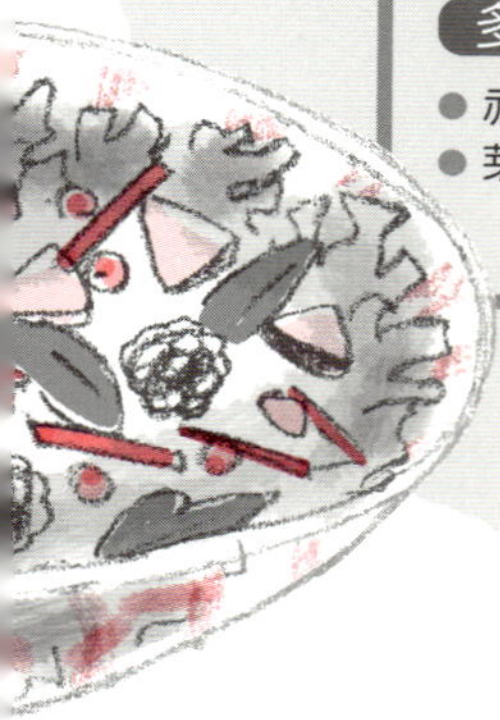

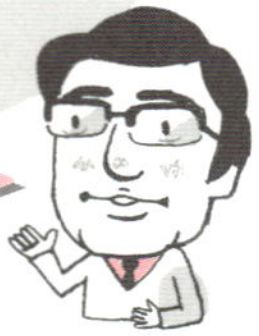
ビタミンCは摂取後
2～3時間で排泄される。
毎食意識的にとろう

動脈硬化の原因となるのは、LDLコレステロールです。なかでも酸化した「変性LDL」は、血管壁に沈着し、動脈硬化を進めます。このLDLの酸化を防ぐのが、ビタミンCとEです。

ビタミンCが、Eの働きを助けてくれる

ビタミンEは水に溶けない脂溶性ビタミン。体内の脂肪の中に溶け込み、細胞の酸化を防ぎますが、細胞の酸化が進むと、効力がなくなってしまいます。そこにビタミンCがあると、ビタミンCがEの酸化を還元してくれるため、ビタミン

脂肪に溶け込み酸化から守る

ビタミンE

体内の脂肪に溶け込み、LDLをはじめとする脂肪の酸化を防いでいる。抗酸化力が高いことから、「若返りのビタミン」ともいわれている。

多く含む食品

- ナッツ類
- 植物油
- 魚 卵
- うなぎ
- アボカド など

LDLの酸化を内側から防ぐ

カロチン

カロチンも抗酸化力が高くLDLの内部に取り込まれることで、LDLの酸化を防いでいる。

多く含む食品

- にんじん
- ほうれんそう
- 小松菜
- 春 菊
- 海 藻
- 果 物 など

CとEはいっしょにとると効果的

- ブロッコリーと芽キャベツのナッツ炒め

芽キャベツやブロッコリーのビタミンCが、ナッツに含まれるビタミンEの抗酸化作用を助ける。

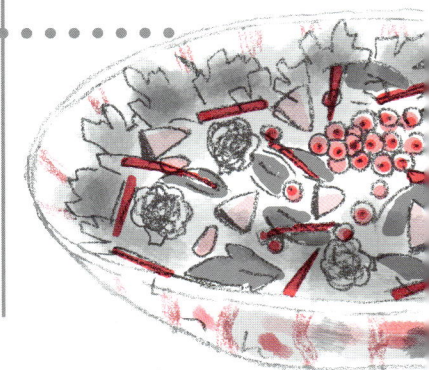

Eはもとの働きができるようになります。この2つのビタミンは、いっしょに食べることで抗酸化力が高まります。

また、カロテンにもビタミンEと同様の働きがあります。カロテンは脂溶性の抗酸化物質で、血中のLDLの内部に入り込んで、LDLの酸化を防ぐ作用があります。体内でビタミンAに変わります。

ミニ知識

代謝をよくするビタミンB群も積極的にとる

コレステロールなどの脂質や、糖質の代謝に欠かせないビタミンB群も、積極的にとりましょう。ただし、うなぎやどじょうはコレステロールが多いためとりすぎに注意します。

ビタミンB群を多く含む食品

B_1	穀類の胚芽、豚肉、うなぎ　など
B_2	どじょう、うなぎ、しじみ　など
B_6	肉、魚、豆類　など
B_{12}	魚の血合、貝類、牛乳　など

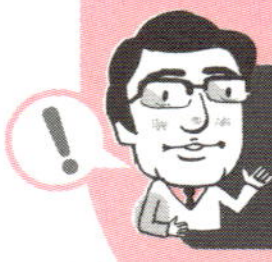

改善ポイント⑥

食事でとるコレステロール量を減らしていく

栄養バランスのいい献立を考えながら、コレステロールを多く含む食品の摂取を減らしていきます。どんな食品にコレステロールが多く含まれるかを頭に入れておき、食べる量や頻度を考えましょう。

肝臓でつくる量が調節できないぶん 食事でとる量を減らす

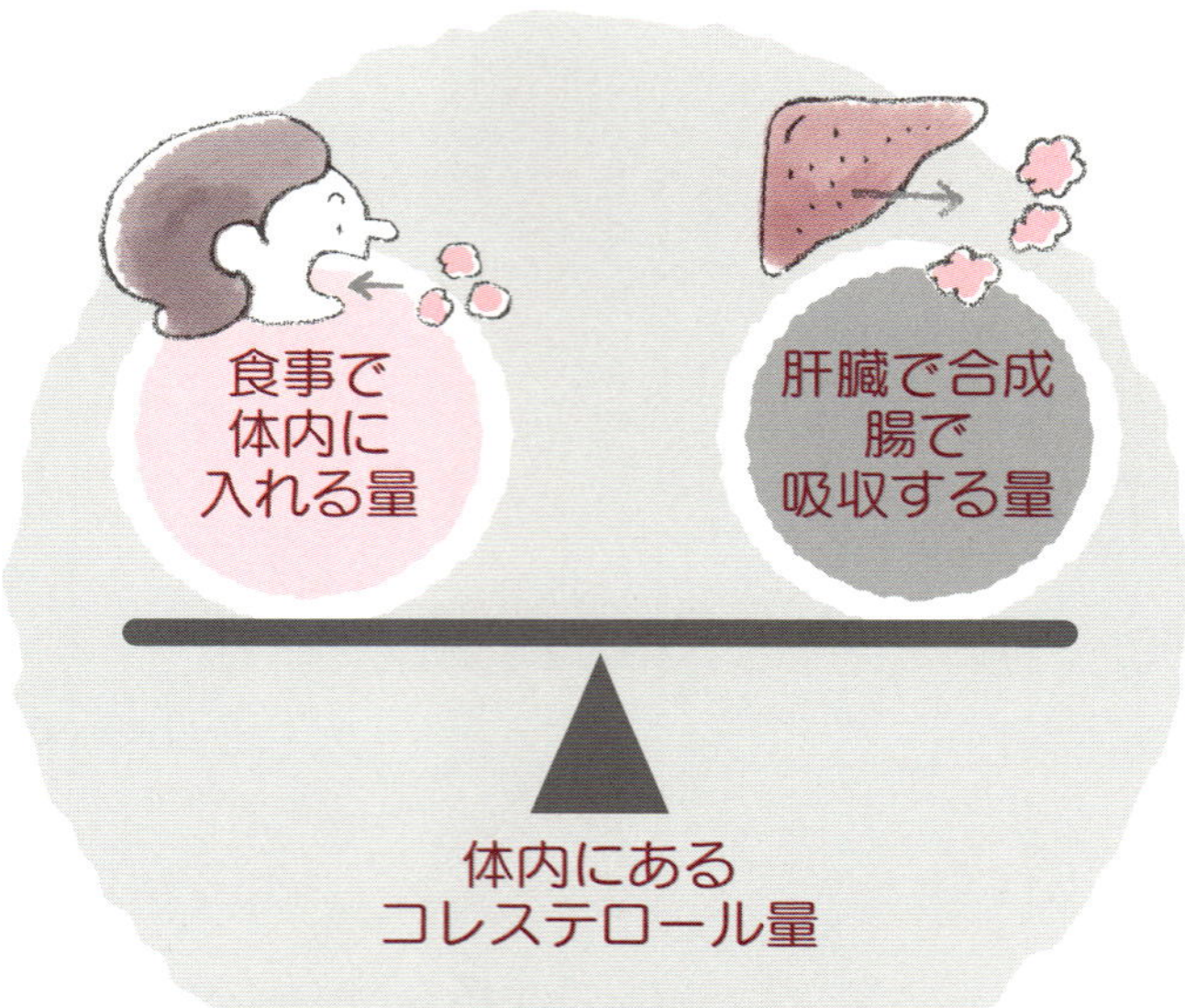
食事で体内に入れる量
肝臓で合成 腸で吸収する量
体内にあるコレステロール量

通常、食べ物でコレステロールを多くとると、肝臓での合成が抑えられ、コレステロールが増えすぎないよう調節される。高コレステロールの人は調節がうまくできないため、摂取量を抑える必要がある。

1日に摂取するコレステロール量は、300mg以下に抑えるのが理想です。目安としては、卵1個が280mgです。

ただ、コレステロールを多く含む食品は栄養価が高いものが多く、動脈硬化を防ぐ成分を持つものもあります。まったく「食べない」のは望ましくありません。「食べすぎない」ことが大切です。

結果的にLDL増加を招く高脂肪食品もとりすぎに注意

また、中性脂肪はコレステロールの合成を促すため、脂肪を多く含む食品も、とりすぎに注意してください。

コレステロールを多く含む食品

	食品	可食部100gあたりコレステロール含有量(mg)	常用量	
			目安量(g)	コレステロール含有量(mg)
卵類	鶏卵	420	中1個(60)	252
	卵黄	1400	中1個(18)	252
	うずら卵	470	2～3個(30)	141
肉類	牛レバー	240	1人前(60)	144
	豚レバー	250	1人前(60)	150
	鶏レバー	370	1人前(60)	222
	若鶏もも肉(皮付き)	98	1人前(100)	98
	若鶏むね肉(皮付き)	79	1人前(100)	79
魚介類	するめいか	270	1杯(250)	675
	まだこ(ゆで)	150	1本(80)	120
	うなぎ(蒲焼き)	230	1串(60)	138
	あなご(蒸し)	140	1尾(60)	84
	どじょう	210	5～6尾(40)	84
	たらこ	350	1/2腹(40)	140
	すじこ	510	1人前(30)	153
	うに	290	2～3個(30)	87
	しらす干し	240	1人前(30)	72
	ししゃも	230	2尾(50)	115
	あわび	97	1人前(50)	49
	ほたるいか	240	5～6杯(30)	72
乳製品	プロセスチーズ	78	2枚(40)	31
	チェダーチーズ	100	1枚(20)	20
	生クリーム	120	大さじ1杯(15)	18
油脂類	食塩不使用バター	220	大さじ1杯(10)	22
	ラード	100	大さじ1杯(10)	10
菓子	カステラ	160	1切れ(60)	96
	ショートケーキ	150	1切れ(60)	90
	ケーキドーナッツ	100	1個(60)	60
	シュークリーム	250	1個(60)	150
	カスタードプディング	140	1個(60)	84

(「五訂増補食品成分表2006」より)

改善ポイント⑦

調理法を変え、コレステロール値上昇を抑える

調理法の工夫ひとつで、コレステロール値上昇の原因となる脂肪を減らすことができます。食品を選択するだけでなく、調理法を見直し、変えることも大切です。

コレステロール値を上昇させないためには、動物性の脂をできるかぎりカットするような調理法を選ぶことが大切です。たとえば、同じ肉料理でも、バターをのせたステーキとしゃぶしゃぶとでは、エネルギーや脂の量が違うため、コレステロール値への影響は異なります。

調理に使う油を減らすとともに素材の脂を落とす方法を工夫

動物性の脂を減らすためにはまず、肉類を使うときに、あらかじめ脂身を取り除いておきます。調理には動物性油脂ではなく、植物性油脂を使いましょう。

余分な動物性脂肪をカットできる調理法を心がける

調理前に下ゆでする

肉のブロックなどは、下ゆでして脂を落としてから調理する。煮物は、煮汁のまま冷ますと、脂が白く固まり取り除きやすくなる。

蒸す

蒸し料理は、油を使わずに調理できて、素材の脂も落とせるのでおすすめ。強火で一気に蒸すと、風味も保たれる。

焼くときは、フッ素樹脂加工のフライパンを使う

ソテーや炒め物など、フライパンを使って調理するときは、油の量に注意。フッ素樹脂加工のフライパンを使うと、少量の油ですむ。

網焼きにする

肉や魚は網焼きにすると、余分な脂が落ちて、香ばしく食べられる。フライパンで調理する場合に比べて、摂取エネルギーは約50kcal少なくなる。

しゃぶしゃぶにする

霜降り肉は、しゃぶしゃぶにすることで、脂の約半分ほどをカットすることができる。いっしょに野菜もとるようにする。

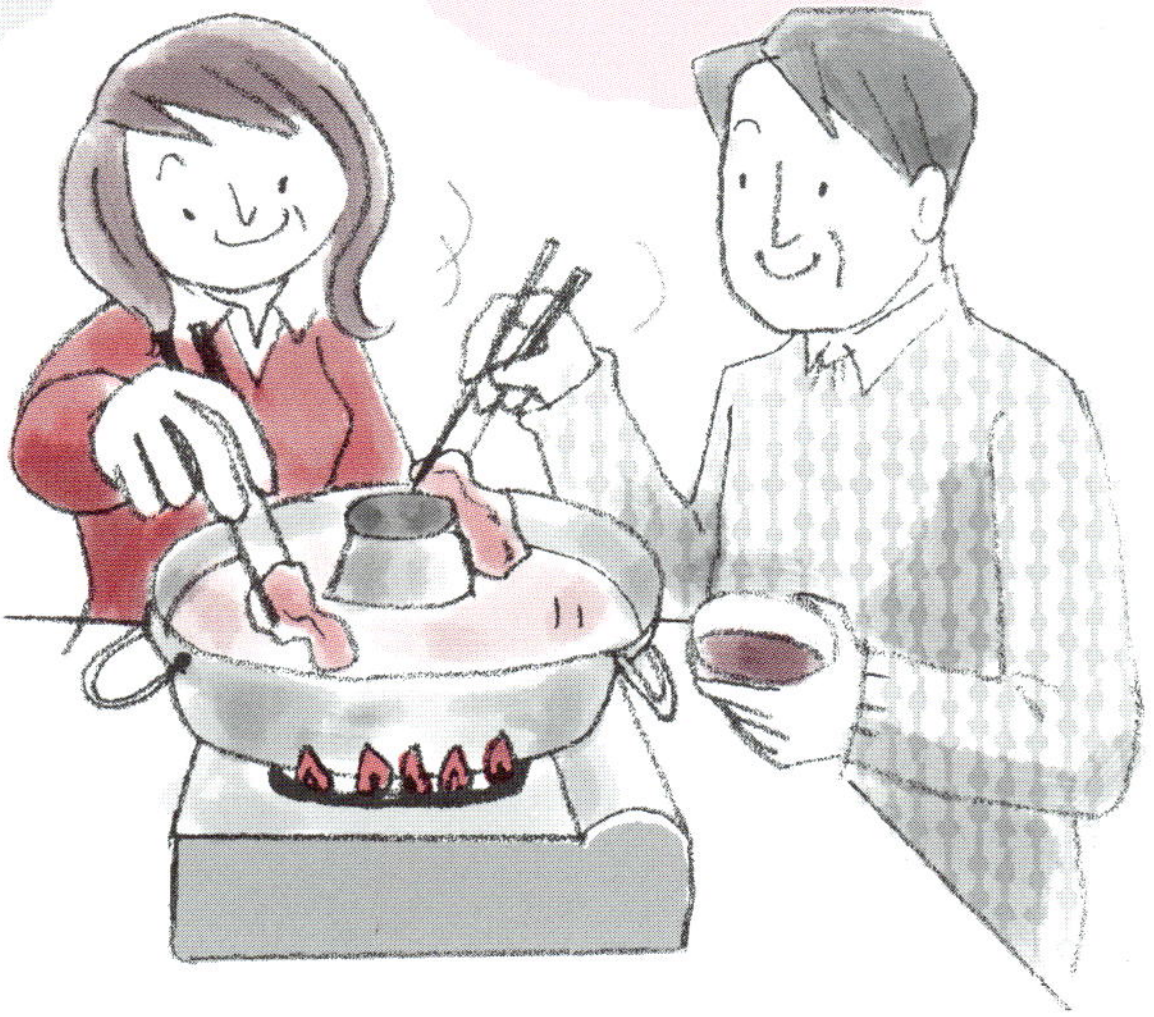

油の使用量は、揚げ物がもっとも多く、なかでも衣をつけるものは、素揚げに比べて摂取量が多くなります（84ページ参照）。フライパンで焼くときも油の量に注意が必要。フッ素樹脂加工のフライパンを使えば、油の量も少なくてすみます。

油を使わない調理法としては、網焼きにする、蒸す、ゆでる、などがあります。こうした調理で脂を落とすと、肉も安心して食べることができます。

ミニ知識

油を吸収する食品を覚えよう

以下のような食品は油脂を吸収しやすく、料理に使うときは注意が必要。

逆に、コレステロール値の改善を助ける植物油をとるには、これらの食品を利用しましょう。

脂を吸収しやすい食品

- ご飯
- うどん
- 豆腐
- なす
- パン など

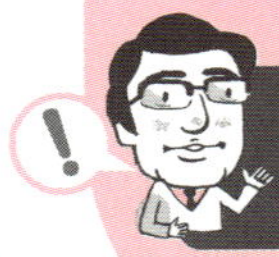

改善ポイント⑧

外食でのひと工夫が、数値の上昇を止める

栄養面やエネルギー量を考えると、外食はできるかぎり避けたいもの。やむをえず外食をしなければならない場合は、メニューの選び方や食べ方に注意しましょう。

足りないものは補い 余分なものは残す

単品より**定食**を選ぶ

丼物や麺類などの単品メニューは、炭水化物に偏りがち。定食なら主食のほかにおかずがつくため、栄養のバランスがよくなる。

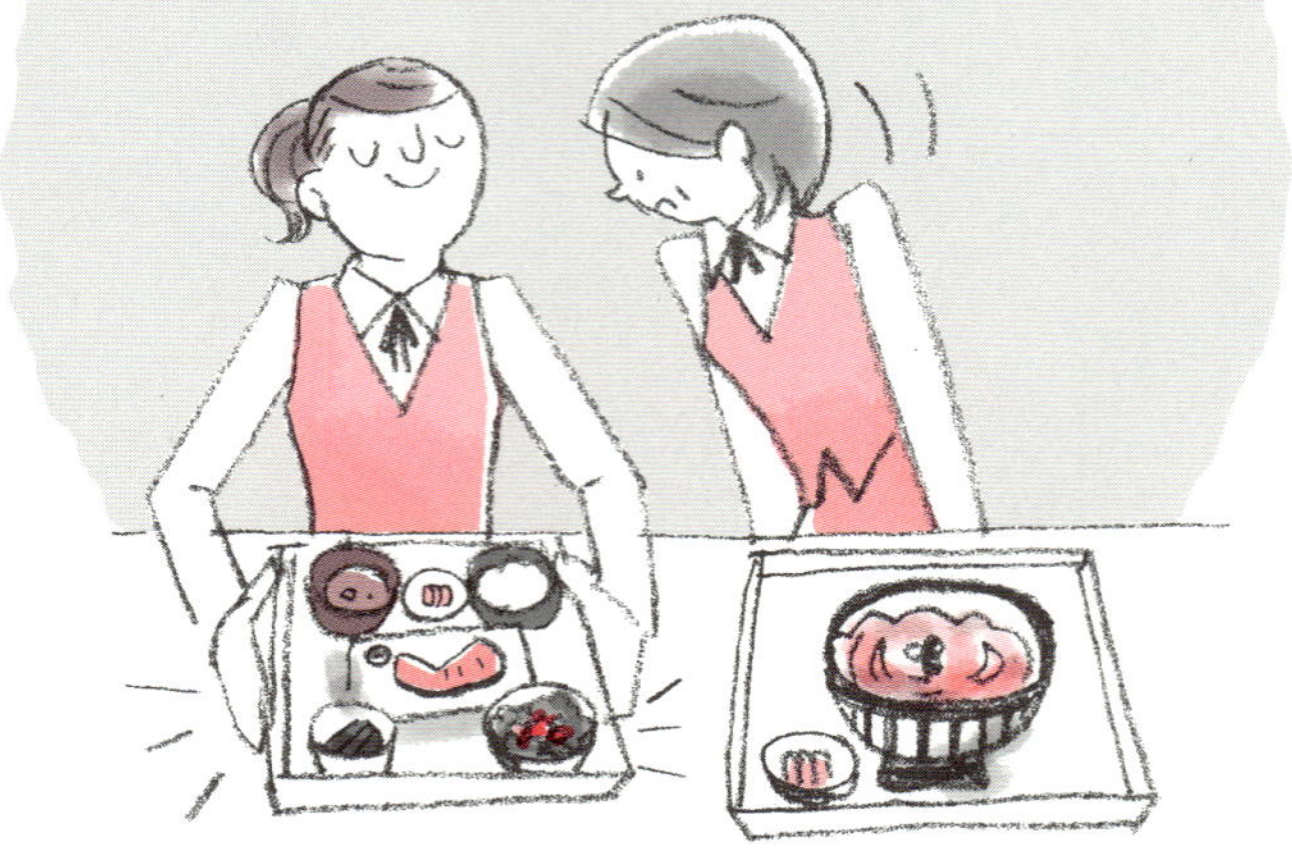

外食のメニューは、一般的に高カロリーで、内容も炭水化物や肉類が多く、栄養価の高い野菜類がとりづらい傾向があります。こうした外食が続くと、コレステロール値にも悪影響を与えるため、外食はできるかぎり避けたいところです。

そうはいっても、仕事をしていると昼食などでは外食にならざるをえません。

できるだけたくさんの品目がとれるよう意識する

メニュー選びのポイントは、品目を増やすこと。単品ではなく定食を選び、単品が食べたいときは、具の多いものにし

丼物・麺は具だくさんを選ぶ

丼物や麺類を食べたいときは、できるだけ多種類の具材が入っているものを選ぶ。また、サラダなどの副菜をつけてもよい。

○
- 中華丼
- 山菜そば
- 鍋焼きうどん

×
- 牛丼
- ざるそば
- いくら丼

余分なものは残す・減らす

麺類の汁は塩分が多く、ドレッシングも油分が多い。食べきれず余ったものは残し、セルフサービスのものは多く使いすぎないようにする。

○
- ラーメンの汁を全部飲まない
- 丼物の場合、余ったご飯は残す
- ドレッシングは少なめに
- フライの場合、衣だけの部分は残す

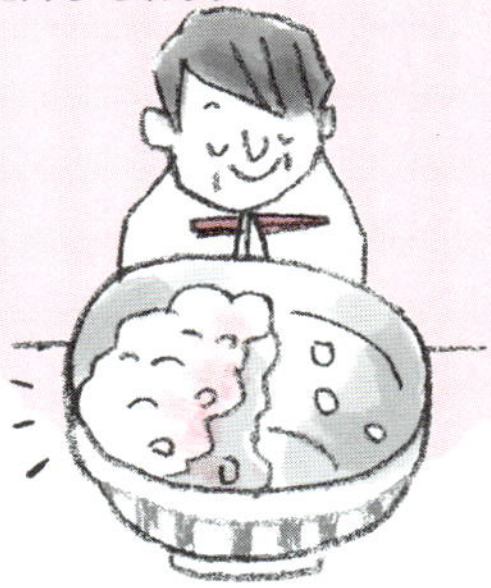

正体がわかるものを選ぶ

コロッケやハンバーグなどは、脂肪分の高い部位が使われている場合がある。魚の切り身やささみなどを使ったものを選ぶ。

○
- 白身魚のムニエル
- チキンソテー
- ささみフライ

×
- コロッケ
- ハンバーグ
- メンチカツ

て、副菜をつけるようにします。また、ハンバーグやコロッケなど、どこの部位の肉を使っているか特定できないものより、白身魚のソテーなど使った食材がはっきりわかるメニューを選んだほうが安心です。

さらに、ラーメンの汁やフライの衣、丼物などで余ったご飯は残し、余計なエネルギーを摂取しないようにします。このような工夫をしたうえで、外食は1日1食にとどめましょう。

ミニ知識　すし、中華には注意が必要

すしの場合、いくらやたらこなど魚卵類のネタは控えます。野菜がほとんどとれないため、ほかの食事で多めにとります。中華料理はラードなど動物性の脂を使う場合が多いため、食べすぎに注意しましょう。

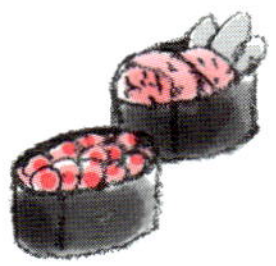

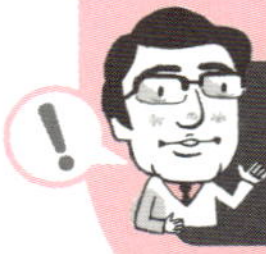

改善ポイント⑨

さっぱり味付けでコレステロールをカットする

マヨネーズや油をベースにしたドレッシングには、コレステロールが多く含まれます。使用量を減らしたり、ノンオイルのものに替えるなどの工夫が必要です。

ソースやドレッシングを低コレステロール仕様に替える

料理に使うソース

✕ 乳製品や卵ベースのものは避ける

卵や乳製品を使ったソースは、コレステロールが高いので控える。

- ベシャメルソース
- ホワイトソース
- タルタルソース
など

○ 野菜ベースでさっぱりした味付けに

トマトソースやオリーブ油がベースのものなら、コレステロールもエネルギーも低め。

- トマトソース
- しょうゆベースのソース　など

パスタソースや煮込み料理の味付けで意識してみよう

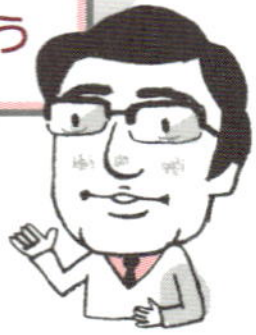

せっかく野菜サラダをつくっても、マヨネーズをたっぷりかけてしまったら、コレステロールを多くとってしまうことになります。

食材や調理法に気を配っても、調味料のことは忘れがちですが、調味料のなかにもコレステロールが高いものがあるので注意しましょう。

卵を使わないものや、低エネルギーのものに替える

調味料のコレステロールを減らすポイントは2つあります。

1つめは、コレステロールを多く含む

サラダなどの調味料

✕ 卵を使ったマヨネーズは避ける

マヨネーズは卵黄からつくられるため、コレステロールを多く含む。油分も多くエネルギーが高い。

○ 低エネルギー、ノンオイルタイプに

低エネルギーやノンオイルのドレッシングを使用する。和風の味のものに多い。

- しそドレッシング
- うめドレッシング
- フレンチドレッシング

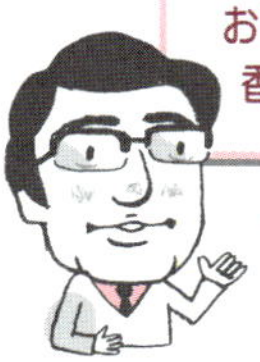
物足りないときは、
おろしにんにくなどで
香りづけするといい

調味料別コレステロール含有量（100gあたり）

	コレステロール含有量（mg）	エネルギー量（kcal）
フレンチドレッシング	1	406
サウザンアイランド	56	416
マヨネーズ（全卵型）	60	703
マヨネーズ（卵黄型）	150	670

（「五訂増補食品成分表2006」より）

卵を使った調味料やソースを、できるだけ使わないこと。マヨネーズやタルタルソースなどが該当します。これらはエネルギーも高く、マヨネーズ大さじ1杯で約98kcalもあります。

2つめは、高エネルギーの調味料やソースを、低エネルギーのものに替えることです。ドレッシングならノンオイルのものにしたり、レモン汁と少量の塩や香辛料だけにします。

ミニ知識

マヨネーズ党の人は薄めて使うのがおすすめ

どうしてもマヨネーズがいい、という人は、薄めて使うようにします。

酢やレモン汁でのばす、ヨーグルトやケチャップと混ぜる、などの工夫をするといいでしょう。

- 酢でのばして使う
- ヨーグルトで割る
- ケチャップと混ぜてオーロラソースにする

改善ポイント⑩

ほかの病気がある場合、両方に効果的な栄養素を考える

コレステロール値が高い人は、高血圧や糖尿病など、他の病気もあわせ持つことが多いものです。その場合の食事療法は、高コレステロールだけの場合とは少し異なってくるので注意しましょう。

高コレステロール血症の人は、食生活が原因で起こる高血圧、糖尿病、高尿酸血症・痛風《つうふう》などの病気をあわせ持つことが多いものです。他の病気を合併している場合は、それぞれの病気に合わせて行っていく必要があります。

細かい制限が異なっても基本的な治療法は同じ

たとえば、高血圧なら塩分の制限も重要です。糖尿病の人は、エネルギーや脂肪の摂取量がより厳しくなります。また、高尿酸血症や痛風の人では、尿酸値を上げる原因であるプリン体を多く含む食品

それぞれの病気の治療に合った栄養素を取り入れる

高血圧の人は

塩分を控えめにする

ふりかけをかけたり、漬物を食べすぎたりしないよう注意する。

カリウムを多く含む食品をとる

ナトリウムの排泄を促すカリウムの多い食品を積極的にとる。

カリウムを多く含む食品

- ほうれんそう
- いも類
- 枝豆
- こんにゃく

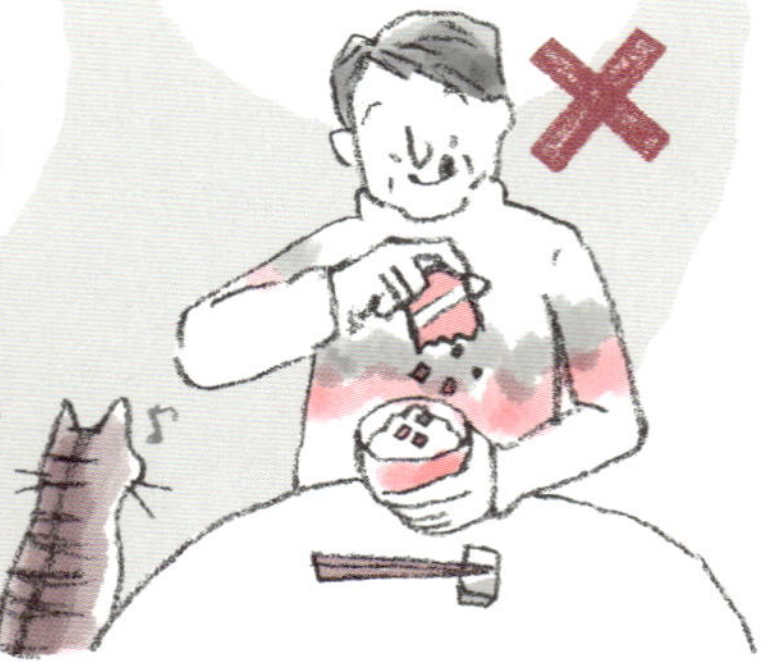

高尿酸血症・痛風の人は

プリン体の多い食品やアルコールを控える

プリン体を多く含む食品を控える。肥満を持っている場合が多いため、エネルギー量に気をつける。

プリン体を多く含む食品

- 肉類
- 魚介類
- 魚卵
- ビール

糖尿病の人は

脂肪を抑える

脂肪の摂取量は、全エネルギーの25%以内になるよう抑える。

摂取エネルギー量に注意する

食べすぎに注意。適正エネルギー量を守り高エネルギー食品を避ける。

注意！　腎臓病の人は

とるべき栄養素が、高コレステロールの場合と逆になることがある

ネフローゼ症候群では、高エネルギー食をとり、たんぱく質やカリウムを控える。高脂血症の食事療法と逆の場合があるため注意を。

ミニ知識

合併症がある場合は治療を始める基準も変わる

高血圧や糖尿病を合併する場合、コレステロール値の管理がより厳しくなり、食事療法を開始する基準値も変わります。

	食事療法開始基準	薬物療法開始基準	治療目標
総コレステロール	200	220	200
LDLコレステロール	120	140	120

単位はすべてmg/dl（日本動脈硬化学会）

やアルコールを控えなければなりません。細かい制限が異なるとはいえ、基本的には高コレステロール血症の食事療法と重なる部分が多いものです。

　ただし、病気の治療薬をのんでいる場合には、食事療法の効果が出にくいことがあり、また、腎臓病を合併していると食事療法がまったく異なり、逆効果になることもあります。主治医に相談しましょう。

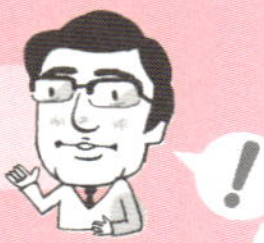

数を3日に1個に減らし、白身を中心に食べる

卵は高コレステロール食品の代表選手ですが、栄養的にも高いため、完全に食べるのをやめる必要はありません。量を減らし、食べ方に注意してとるようにしましょう。

コレステロールを多く含む卵黄を避けて食べる

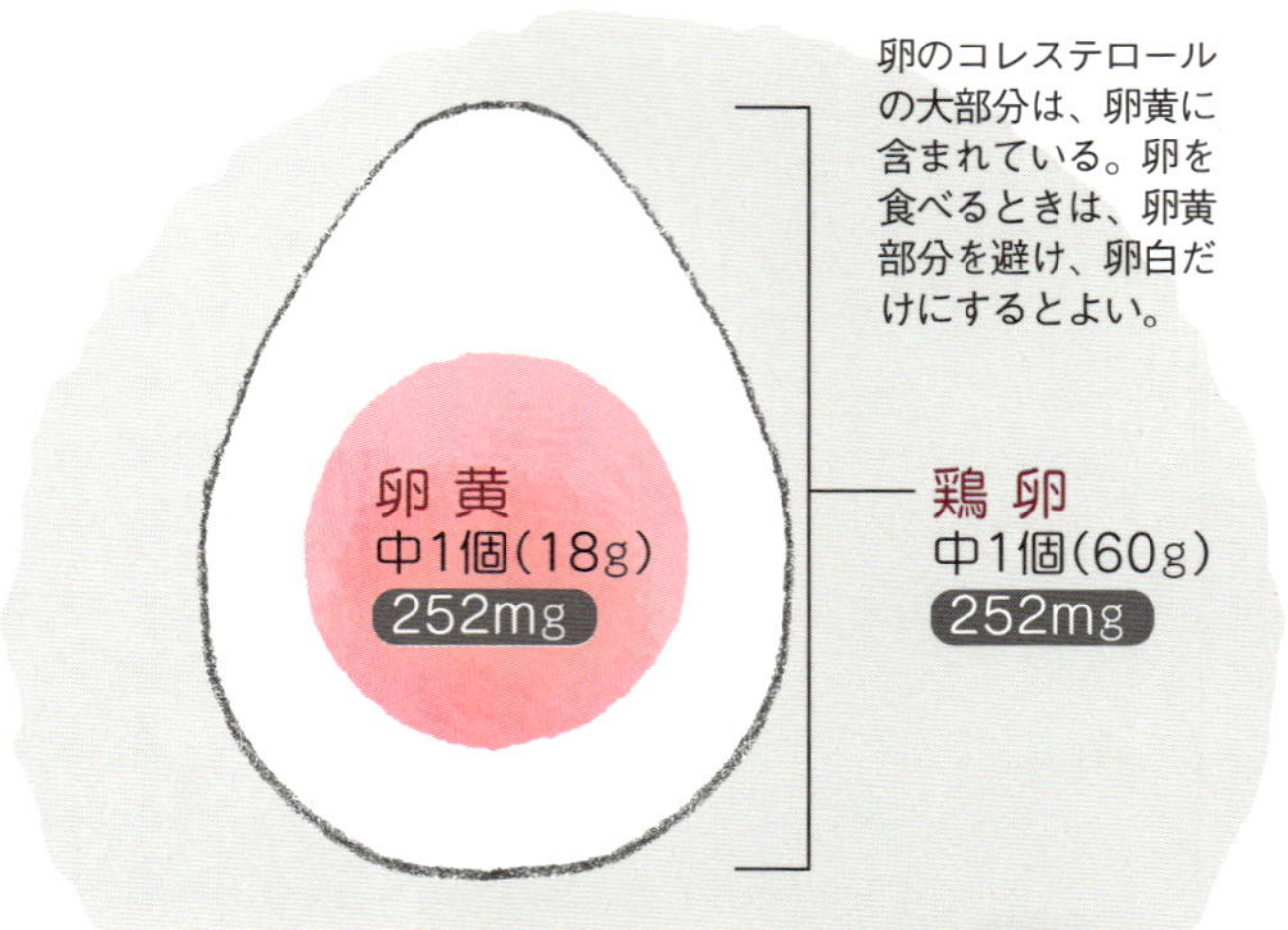
卵のコレステロールの大部分は、卵黄に含まれている。卵を食べるときは、卵黄部分を避け、卵白だけにするとよい。
卵黄
中1個(18g)
252mg
鶏卵
中1個(60g)
252mg

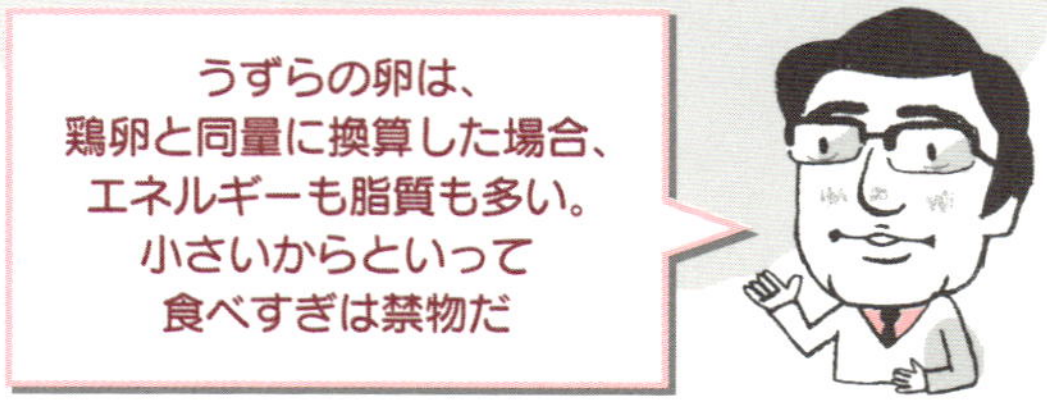
うずらの卵は、鶏卵と同量に換算した場合、エネルギーも脂質も多い。小さいからといって食べすぎは禁物だ

卵は1個あたり252mgものコレステロールを含みますが、これは1日のコレステロール摂取目標値300mgの約8割にあたります。しかし、たんぱく質やビタミンA、B_2、ミネラルを豊富に含み、栄養価が高いため、完全に食べるのをやめてしまうのではなく、3日に1個程度に減らすといいでしょう。

コレステロールを多く含む黄身の部分を避ければいい

卵のコレステロールの大部分は卵黄に含まれ、卵白にはほとんど含まれていません。目玉焼きやゆで卵にして白身だけ

卵を食べるときの3つのポイント

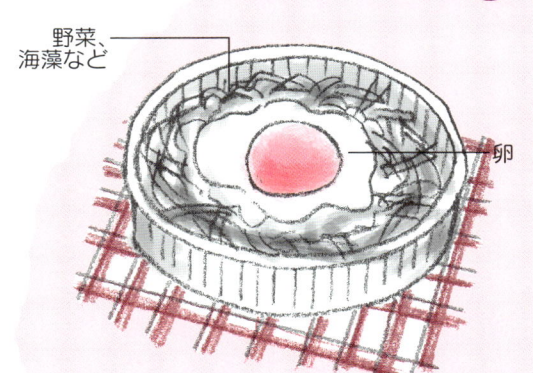

1 食物繊維といっしょにとる

野菜や海藻など、食物繊維を多く含む食品といっしょにとると、コレステロールの腸での吸収を抑えてくれる。ソテーした野菜や海藻の真ん中にくぼみをつくり卵を落とす、「巣ごもり卵」がおすすめ。

2 卵白だけを上手に使う

卵白にはほとんどコレステロールは含まれない。メレンゲにしたり、ゆでてサラダに添えたりして食べるといい。肉団子などのつなぎに入れる場合も、卵白だけを使う。

3「隠れ卵食品」に注意する

卵料理以外にも、お菓子から麺類、ドレッシングまで、卵はあらゆるところに使われているため、注意が必要。特に洋菓子はエネルギーも高く、避けたほうがいい。

✕
- 食事パン、菓子パン
- 卵を使った麺
- 卵豆腐
- 茶わん蒸し
- スポンジやカスタードクリームを使った焼き菓子、デザート

を食べれば、卵白に含まれるたんぱく質などの栄養分だけを摂取できます。どうしても黄身を食べたいときは、食物繊維を多く含む野菜といっしょにとると、体外への排出を助けてくれます。

　オムレツなど、白身と黄身が混ざっている卵料理は避けたいものです。また、卵料理だけでなく、カスタードクリームや菓子パンなど、原料の一部に卵を使ったものも多いので、注意しましょう。

卵を食べたい人のためのおすすめ献立

● 卵白ミモザサラダ

ゆで卵の白身のみをみじん切りにし、塩こしょう、レモン汁と合わせる。芽キャベツなど食物繊維が豊富な野菜を使ったサラダの上に散らす。

● きのこのかきたま汁

すまし汁に卵白だけを流し入れ、軽くかき混ぜる。よく泡立ててから入れるとふんわり仕上がる。具材にはまいたけやしめじなどを選ぶといい。

脂肪の多いロースや皮は避け、ヒレやももを使う

コレステロールや脂肪を豊富に含む肉類は、良質なたんぱく質源。まったく口にしないと、食事も寂しくなります。脂肪の少ない部位を選んでとるといいでしょう。

コレステロールや脂肪を多く含む部位は避ける

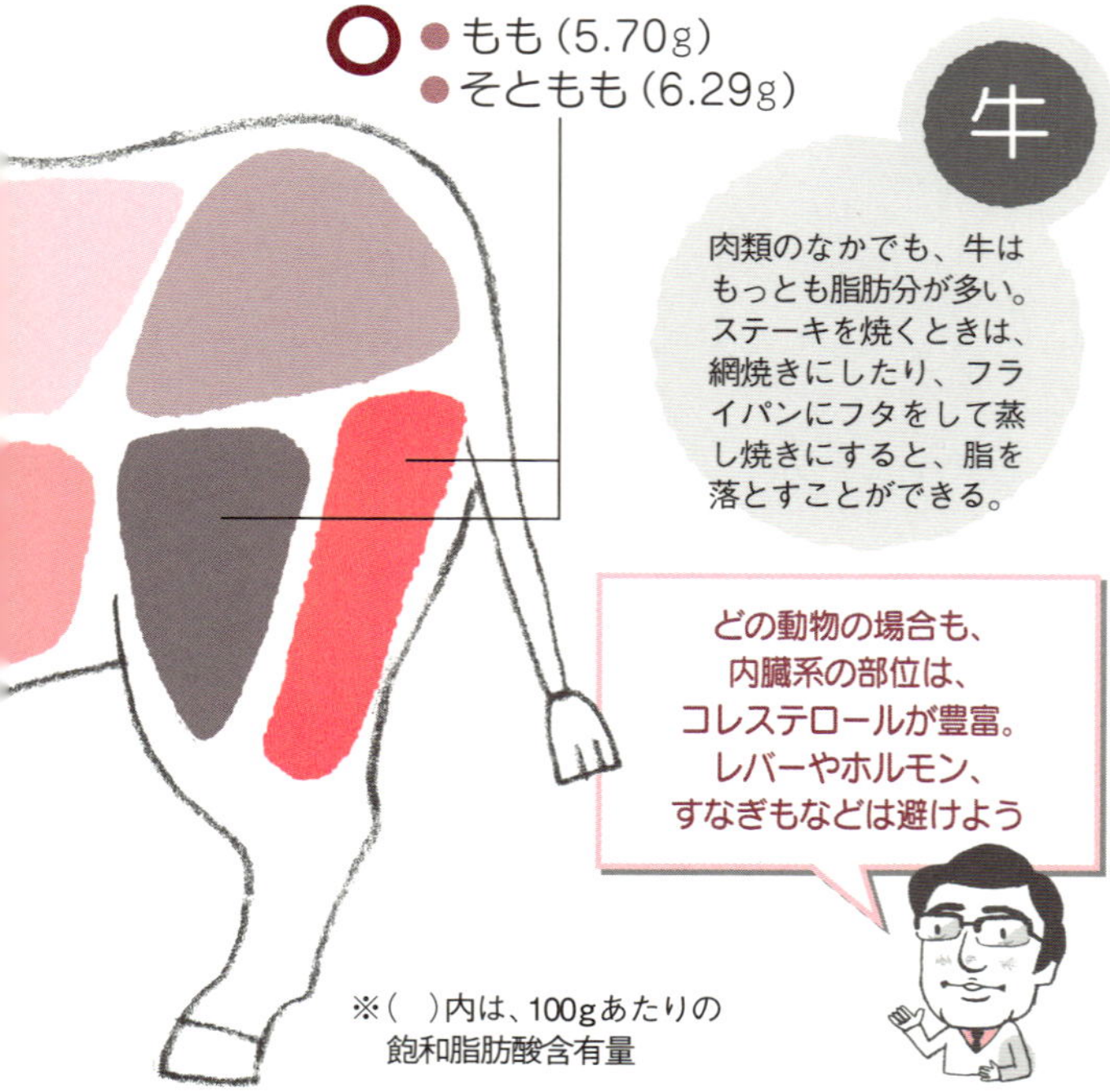
○
●もも（5.70g）
●そともも（6.29g）
牛
肉類のなかでも、牛はもっとも脂肪分が多い。ステーキを焼くときは、網焼きにしたり、フライパンにフタをして蒸し焼きにすると、脂を落とすことができる。
どの動物の場合も、内臓系の部位は、コレステロールが豊富。レバーやホルモン、すなぎもなどは避けよう

※（　）内は、100gあたりの飽和脂肪酸含有量

肉類にはコレステロールも含まれていますが、それよりも問題なのは、飽和脂肪酸を多く含むことです。飽和脂肪酸は体内でコレステロールの合成を促進し、血中コレステロール値を高めます。飽和脂肪酸は肉の脂身に含まれ、部位ではロース、ばら、サーロイン、鶏肉の皮などに多く含まれています。これらの部位はできるだけ食べないようにします。

脂身を取り除くなど、調理法にも工夫する

また、脂身もなるべく取り除いたほうがいいですが、脂身の部分はうまみの多

豚

× ● ばら（12.95g）
　● ロース（7.84g）

○ ● ヒレ（0.56g）
　● もも（3.59g）

豚肉はビタミンB群を豊富に含む。脂の多いばらやロースを避け、ヒレやももを利用する。

鶏

× ● もも（皮付き）（5.67g）
　● むね（皮付き）（5.19g）

○ ● ささ身（0.23g）

皮を取り除いて食べればいい。ブロイラーより地鶏のほうが、低脂肪。

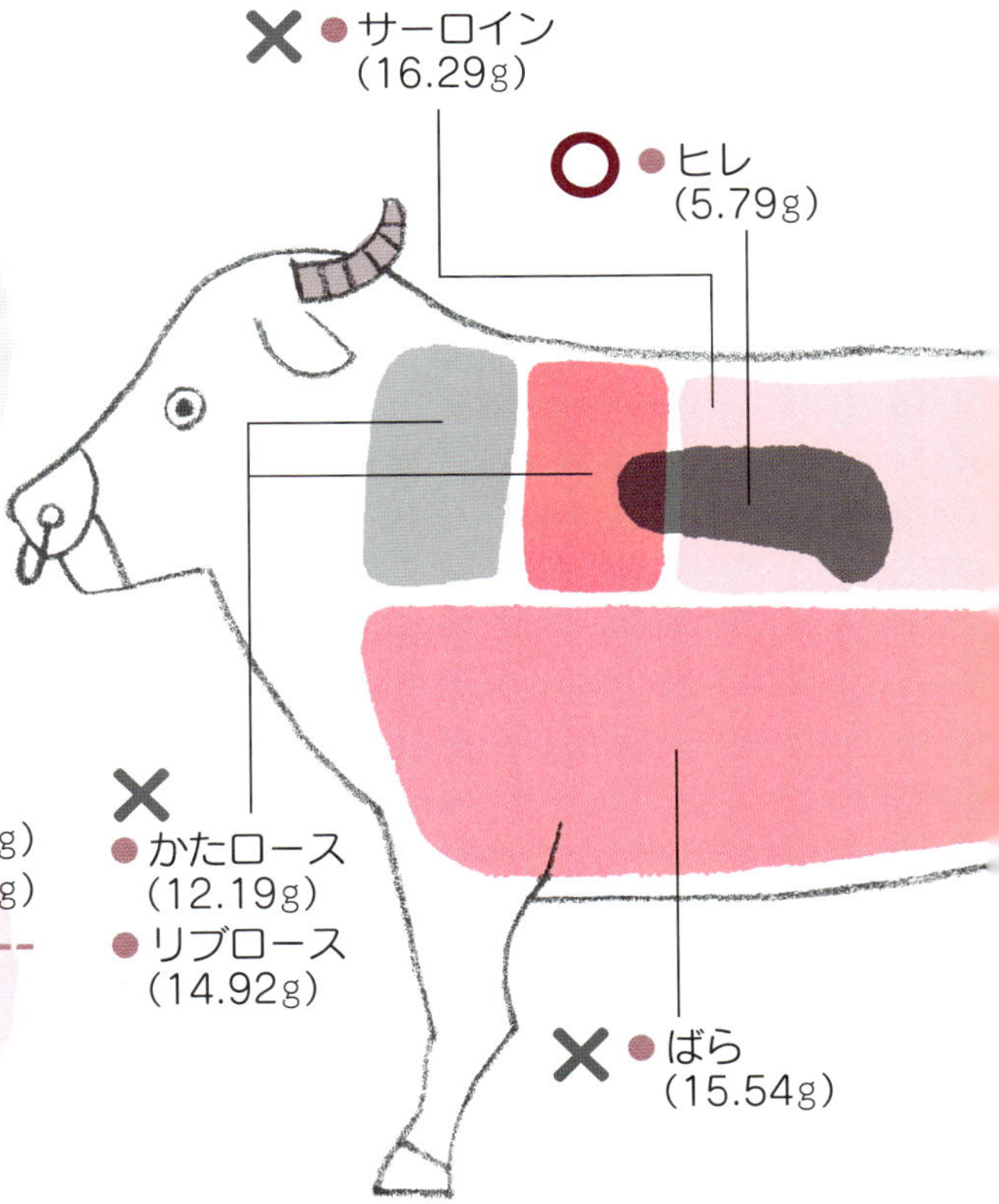
× ● サーロイン（16.29g）
○ ● ヒレ（5.79g）
× ● かたロース（12.19g）
● リブロース（14.92g）
× ● ばら（15.54g）

い部分でもあります。調理前に取り除くと、肉が好きな人にとっては、物足りなく感じるかもしれません。調理後に取り除くといいでしょう。また、できるだけ脂を落とす方法で調理するのもおすすめです（64ページ参照）。

　また、ひき肉は脂身を取り除くことができないため、避けたほうがいいでしょう。ソーセージやコンビーフなどの加工品も同様です。

肉を食べたい人のためのおすすめ献立

● 豚肉とキャベツのレンジ蒸し

耐熱皿にゆでたキャベツを敷き詰め、その上に豚肉とキャベツを交互に重ね、電子レンジで豚肉に火が通るまで加熱。ポン酢をつけて食べる。

● ささみとわかめの和風サラダ

ささみを、生姜のかけらといっしょに蒸して、食べやすい大きさに裂く。水でもどしたわかめの上にのせ、すりごまとポン酢をかける。

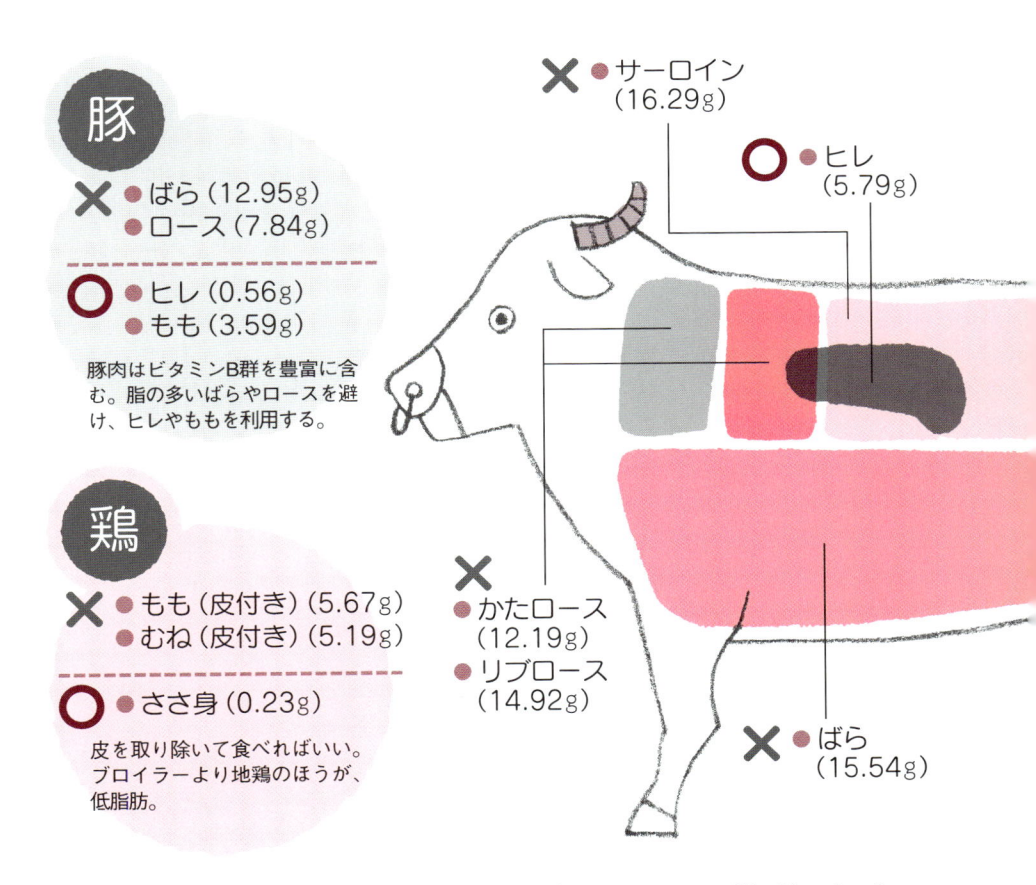

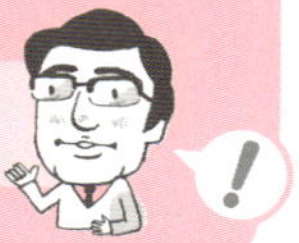

スキムミルクや低脂肪乳なら脂質を気にせず栄養分を摂取できる

牛乳は栄養価の高い食品ですが、脂肪分とコレステロールの高さが気になります。有益な栄養素だけを取り入れるには、スキムミルクや低脂肪乳などを選びます。

スキムミルクなら、コレステロールは約5分の1に

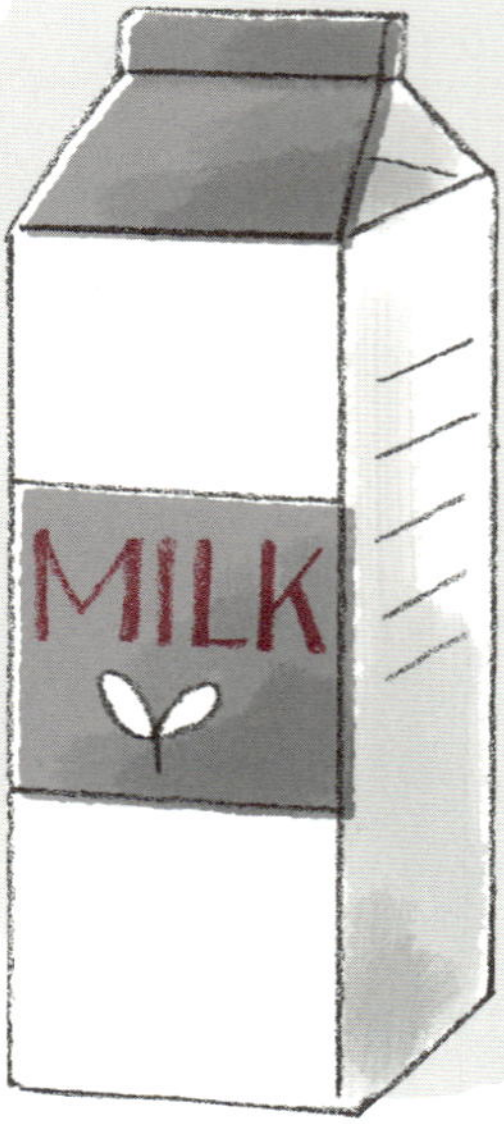

普通牛乳
（1本200mlあたり）

コレステロール
25mg

エネルギー
138kcal

脂質
7.8g

カルシウムやビタミンが豊富に含まれるが、コレステロールやエネルギー、脂質も高め。

牛乳は、必須アミノ酸の9種類すべてを含むほか、カルシウムの含有量も高く、特に骨粗しょう症が気になる中高年以降の女性にはおすすめの食品です。

牛乳には、コップ1杯（200ml）につき、脂肪分が約7g、コレステロールが約25mg含まれます。とりたてて高い数値ではありませんが、過剰摂取を心配することなく必須アミノ酸やカルシウムなどの栄養分をとるためには、スキムミルクや低脂肪乳を選ぶといいでしょう。スキムミルクの場合、含まれるコレステロールの量は、普通の牛乳の5分の1程度、エネ

牛乳からつくられた製品(100gあたり)のエネルギーとコレステロール量

	エネルギー(kcal)	コレステロール(mg)
プロセスチーズ	339	78
クリームチーズ	346	99
カマンベールチーズ	310	87
カテージチーズ	105	20
ヨーグルト(無糖)	62	12

チーズはヨーグルトに比べて高エネルギー、高コレステロール。塩分も多いため、とりすぎに注意。

スキムミルク(200gあたり)

コレステロール
6mg

エネルギー
66kcal

脂質
0.2g

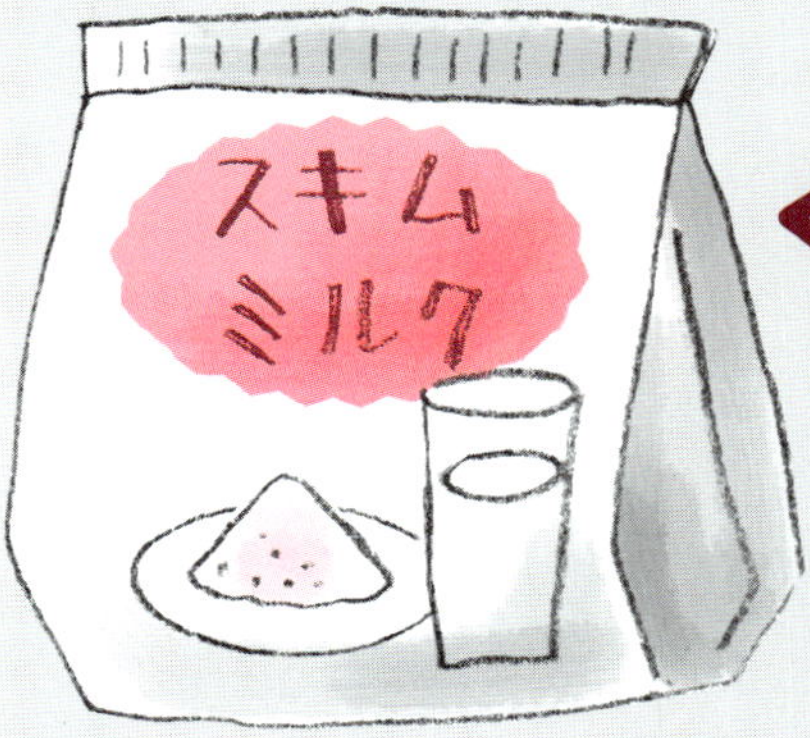

普通の牛乳に比べ、コレステロールは5分の1、エネルギーは約半分。脂質はほとんどない。

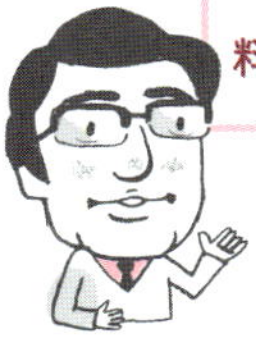

粉末タイプの
スキムミルクなら、
料理にも使いやすいね

乳製品を食べたい人のためのおすすめ献立

● 野菜たっぷりスキムミルクスープ
にんじんとタマネギをさいの目に切り、塩こしょうの味付けで煮込む。具がやわらかくなったらスキムミルクを好みの量入れ、さっと煮立てる。

● なしのヨーグルトあえ
細かく切ったなしを、無糖のプレーンヨーグルトであえる。ヨーグルトは果物と合うが、低エネルギーの果物を選ぶといい（81ページ参照）。

ルギーも約半分です。

乳製品のなかでは脂肪分の高いチーズに注意

乳製品では、ヨーグルトが低エネルギーです。無糖のプレーンタイプなら、糖分も調節できるのでおすすめです。チーズは種類によって異なりますが、一般的に高エネルギーで脂質も多く含まれます。なかではカテージチーズが比較的低エネルギーですが、食べすぎは禁物です。

クリームつきの洋菓子の代わりに、タルトや和菓子を選ぶ

甘いものはエネルギーが高いうえ、特に洋菓子の場合、卵やバターなどコレステロール値上昇の原因となる材料が使われています。低エネルギーのものを選びましょう。

脂肪分の少ないタイプの菓子に替えていく

× 生クリームつきの洋菓子は高カロリーで高脂肪

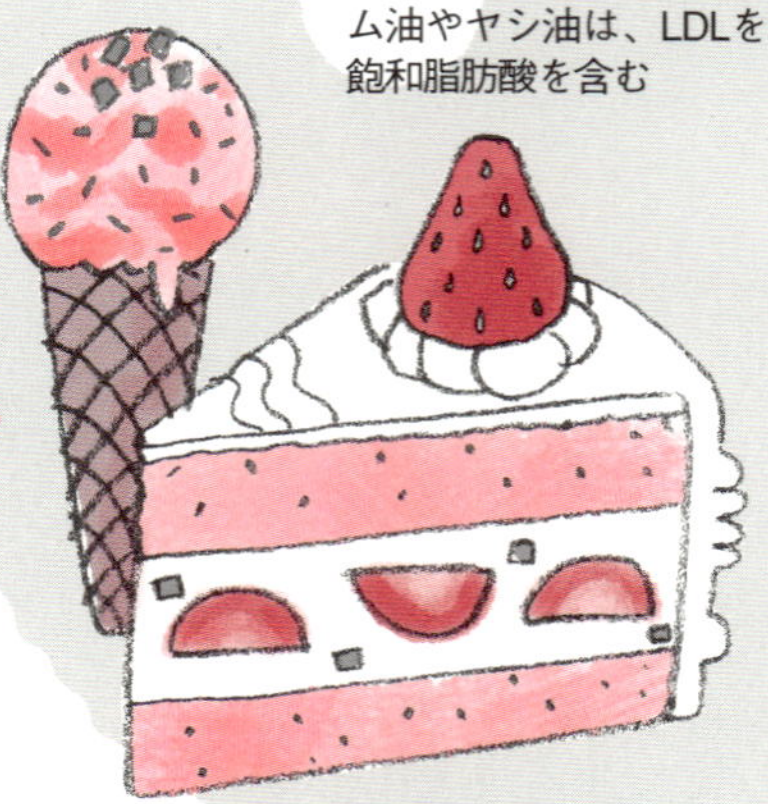
アイスクリームに使われるパーム油やヤシ油は、LDLを増やす飽和脂肪酸を含む
生クリームやバターは、LDL値を上げる飽和脂肪酸を多く含む
砂糖の使用量が多く、高カロリー。肥満のもとに
スポンジには、高コレステロール食品の全卵がたっぷり使われている
洋菓子は全般的にエネルギーや脂肪分が高い。コレステロール値が高い人はできるかぎり避ける。

ケーキやシュークリームなどの洋菓子には、原材料として、卵やバター、生クリームなどが使われています。これらはどれも高エネルギーで、コレステロール値を上昇させるものばかりです。

一方、和菓子の場合、動物性脂肪や植物性脂肪はあまり使われず、エネルギーも低め。あずきなどから植物性たんぱく質も摂取できます。洋菓子より和菓子を選ぶようにするといいでしょう。

洋菓子好きなら、野菜ベースのタルトやシャーベットを

どうしても洋菓子が食べたい人は、ク

○ 和菓子やシャーベットにする

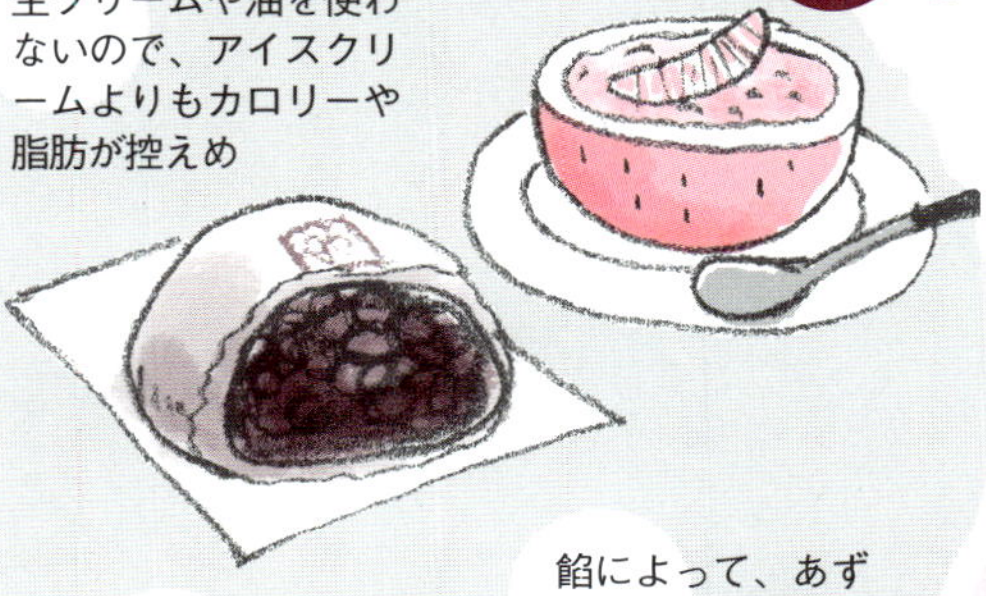

生クリームや油を使わないので、アイスクリームよりもカロリーや脂肪が控えめ

味が濃く、少量で満足感が得られる

餡によって、あずきなどの植物性たんぱく質がとれる

和菓子やシャーベットは、脂肪分が少なく、コレステロールも低め。ただし食べすぎは禁物。

△ 生クリームやスポンジを使わないタルトにする

生クリームが添えられている場合は、残す

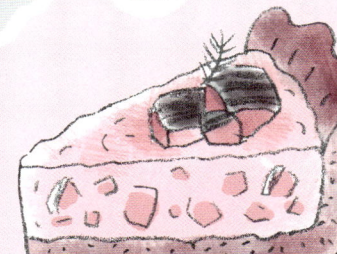

生クリームは動物性脂肪が多く、スポンジには全卵が使われている。これらをあまり使わないタイプのタルトを選ぶ。

トマトやかぼちゃなど、野菜ベースのものだとなおいい

甘い物を食べたい人のためのおすすめ献立

● 豆乳かん

コレステロール値低下に効果的な豆乳を使う。無調整豆乳250mlと牛乳250mlを混ぜ、はちみつ適量と粉寒天4gを煮溶かして冷やし固める。

● かぼちゃのぜんざい

かぼちゃは小さく切って電子レンジで加熱。裏ごしして牛乳を加えスープ状にし、白玉団子を入れる。好みではちみつを少量加えてもいい。

リームの少ないタルトや、野菜を使ったデザートにするといいでしょう。これらに添えて出されるクリームは残すようにします。

アイスクリームは、粘り気を出すために使われているヤシ油が問題です。ヤシ油は植物性油ですが、飽和脂肪酸のため、コレステロール値を上昇させてしまいます。シャーベットのほうが脂肪分もエネルギーも少ないのでおすすめです。

高コレステロール食品をかしこく食べる≫ 果物

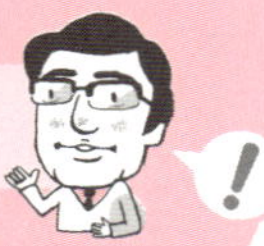

食べすぎると中性脂肪を増やすことに。適量を守りさえすれば効果大

果物は体にいいから多めにとっても大丈夫、と考えがちですが、食べすぎるとコレステロール値にも影響を与えます。ビタミンの供給源として優秀な食品ですが、量をとりすぎないことが大切です。

（でんぷんなどの糖質に比べ吸収されやすい）

吸収されにくい

でんぷんなどの多糖類は、単糖類の形に分解されるまで時間がかかり、吸収が遅い。

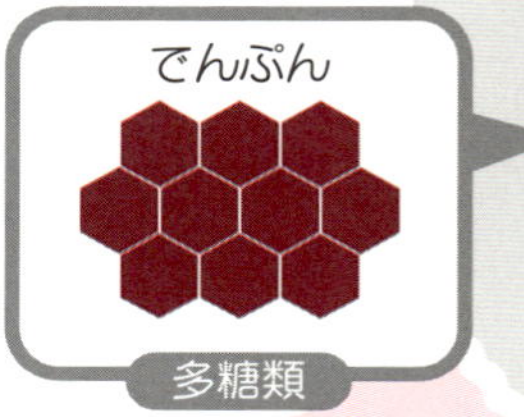

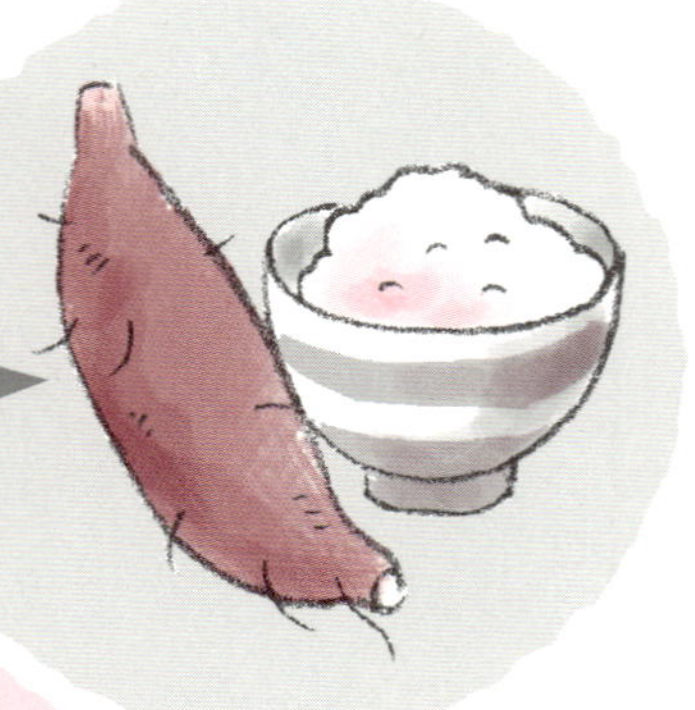

吸収されやすい

果糖やブドウ糖といった単糖類は、吸収されやすく、中性脂肪に変化しやすい。

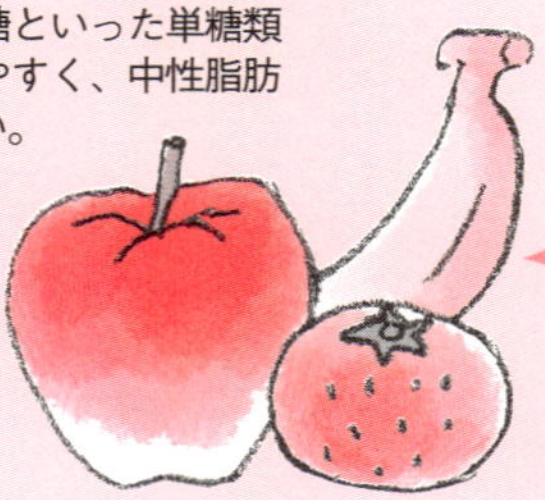

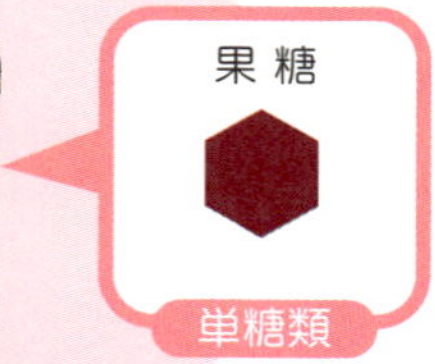

果物の甘さは、果糖によるものです。果糖は糖質のなかの単糖類ですが、単糖類は腸での吸収が速く、食後の血糖値を急上昇させ、HDLコレステロールを下げる作用があります。また、余った分は中性脂肪として蓄えられるため、結果的にLDLを増やすことにつながります。

しかし、果物にはビタミンCや食物繊維が豊富に含まれており、抗酸化作用もあります。こうした優れた栄養素だけを取り入れるためには、適切な量を守って食べることが大切。高脂血症の人は、1日100kcal以内を目安にしてください。

果物の成分比較（可食部100gあたり）と1日にとる量の目安

	エネルギー(kcal)	炭水化物(g)
アボカド	187	6.2
いちご	34	8.5
いちじく	54	14.3
うんしゅうみかん	45	11.9
甘柿	60	15.9
キウイフルーツ	53	13.5
グレープフルーツ	38	9.6
すいか	37	9.5
日本なし	43	11.3
バナナ	86	22.5
ぶどう	59	15.7
マンゴー	64	16.9
メロン	42	10.3
もも	40	10.2
りんご	54	14.6

1日にとる果物の目安

単糖類のとりすぎにならないよう、1日に食べる果物は80〜100kcal以内に。

- いちごなら…
  大10個(250g)…85kcal
- みかんなら…
  2個半(200g)…90kcal
- キウイフルーツなら…
  2個(170g)…90kcal
- バナナなら…
  中1本(100g)…86kcal
- りんごなら…
  大1/2個(150g)…81kcal

（「五訂増補日本食品成分表2006」より）

ドライフルーツになると栄養が失われてしまう

種類については、ぶどうやバナナなどは糖質が多いので、控えめにします。比較的糖分が少ないのは柑橘類で、ビタミンも豊富なので、そのまま食べたり、絞ってドレッシングに加えるなどして、積極的にとりましょう。なお、ドライフルーツの場合、栄養が失われ糖分だけが残っているので、避けてください。

果物を食べたい人のためのおすすめ献立

●いちごミルク

いちごは、ビタミンCが豊富で低エネルギー。よく洗ってへたをとり、牛乳を加えてミキサーにかける。甘さが足りなければ砂糖を少量加える。

●すいかジュース

すいかも、低エネルギーの果物。水分が豊富なため、適当な大きさに切って種をとり、そのままミキサーにかけるだけでジュースになる。

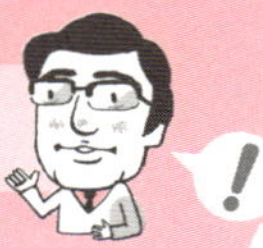

1日の適量を守り、オーバーしたら次の日は禁酒を

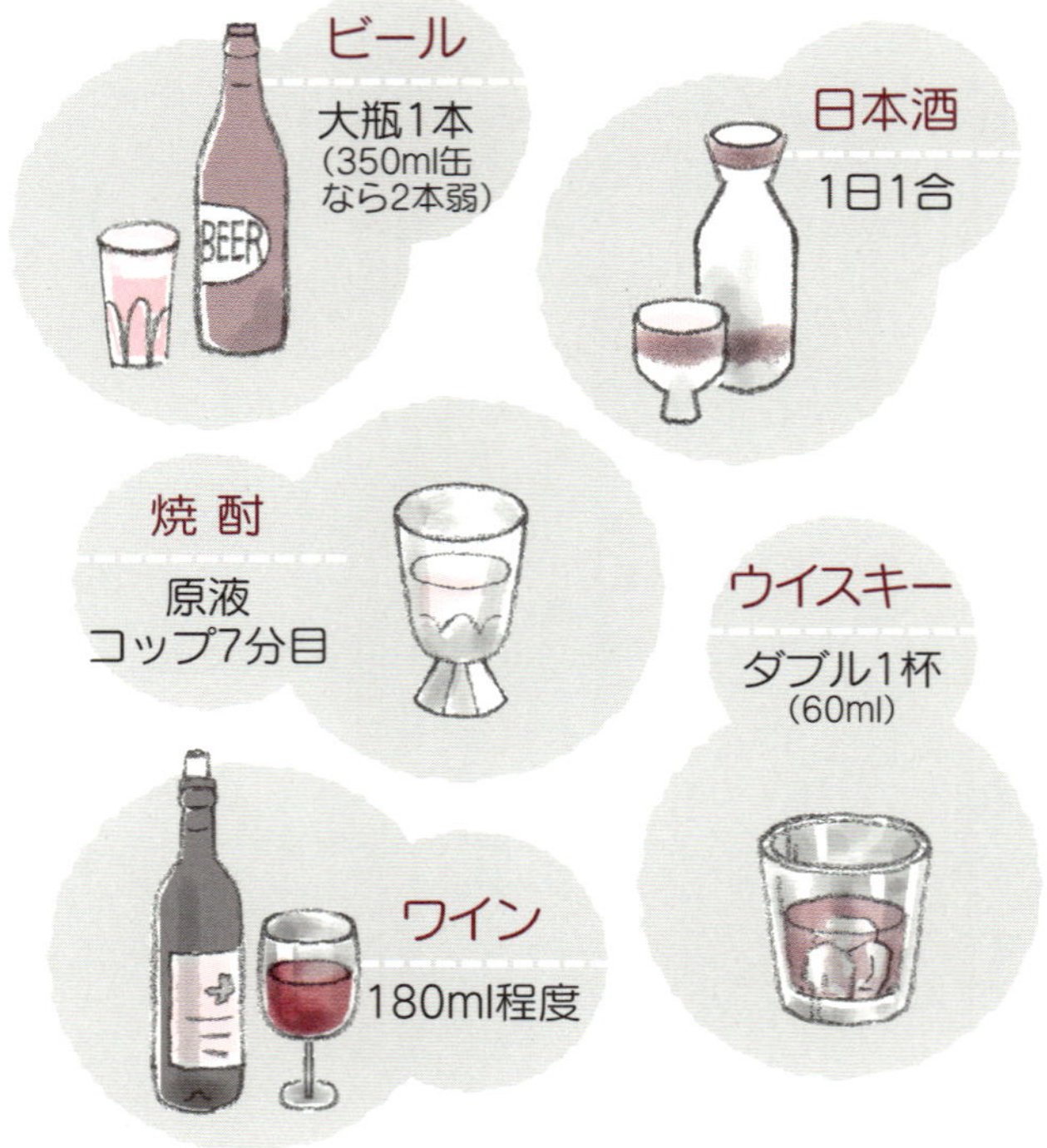
ビール
大瓶1本
(350ml缶
なら2本弱)
BEER
日本酒
1日1合
焼酎
原液
コップ7分目
ウイスキー
ダブル1杯
(60ml)
ワイン
180ml程度

適量を守り、おつまみを工夫すれば健康的に楽しめる

アルコールの過剰摂取がコレステロール値上昇を招くとわかってはいても、どうしてもお酒が好きでやめられない、という人もいるでしょう。適量を知り、体に負担をかけない飲み方をしましょう。

アルコールの過剰摂取は、中性脂肪値やコレステロール値を上昇させます（26ページ参照）。禁酒するのが理想的ですが、もともとお酒が好きで数値が高くなってしまったという人も多いため、そう簡単にはいきません。どうしてもお酒を飲みたい、という人は、次のことを必ず守るようにしてください。

飲むなら適量を超えないこと。おつまみにはヘルシーなものを

まず、適量を守ること。アルコールはエネルギーが高く、体内でも分解に時間がかかるため、飲みすぎると肝臓に負担

がかかってしまいます。目安量（上記）を超えないようにし、超えてしまった場合、翌日は飲まないようにします。

次に、おつまみを工夫すること。スナックや揚げ物などは、高エネルギー、高コレステロールです。これらを避け、豆腐や野菜などエネルギーが低く、栄養のあるものをとるようにしましょう。肝臓を守る効果のあるビタミンB_{12}を含む貝類もおすすめです。

おつまみでカロリーと栄養バランスをコントロール

大豆

大豆からは、良質な植物性たんぱく質と食物繊維がとれる。大豆食品は種類も豊富なので、飽きずに食べられる。

- おろしなめこ納豆
- こんにゃくの白あえ

貝類

貝類は、造血を促し、肝臓の機能を整えるビタミンB_{12}が豊富。熱にも強いので、蒸したり、煮てもよい。

- あさりの酒蒸し
- あかがいのソテー

野菜

野菜はビタミンや食物繊維が豊富。こってりしていないぶん、物足りないという人は、酸味を加えるとよい。

- ほうれんそうのおひたし
- だいこんの山かけ梅風味

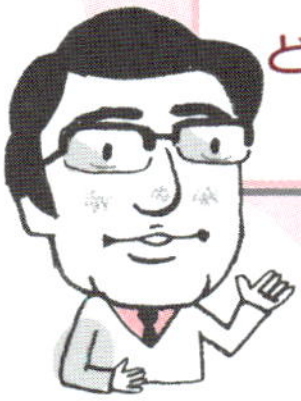

つまみとして選びがちなジャーキーや塩辛、ナッツやチーズは、どれも高コレステロール。意識的に控えよう

ミニ知識

宵の口から飲み始める習慣をつける

アルコールの分解には約12時間必要。翌朝に残さないためには夜8時以降は飲まないほうがいいでしょう。家で飲む場合は夕食を早め、食事中にだけ、決めた量を飲む習慣を。

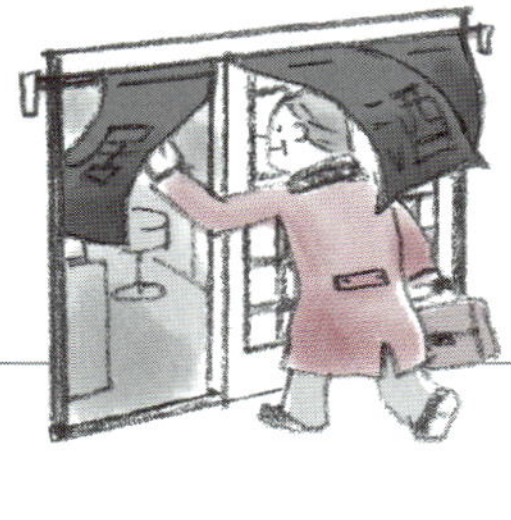

油の吸収率が低い揚げ方で調理する

油をたっぷり使う揚げ物料理は、脂肪のとりすぎにつながるため、避けるべきです。しかし、衣や油を工夫することで、コレステロールや脂質を抑えることができます。

揚げ物は、脂肪を多くとることで、コレステロールや中性脂肪の増加を招きます。揚げ物で一番問題になるのは、天ぷらなどの衣です。衣には卵を使っていることが多いうえ、衣が油をたっぷり吸ってしまうため、高エネルギー、高コレステロールを招きます。

逆にいえば、衣や揚げ方に気をつけることで、コレステロールや脂肪の量を大幅に減らすことができるのです。

揚げ方や衣にひと工夫して、油の摂取量を減らす

揚げ物を食べたいときは、できるだけ

油の吸収率は衣によって異なる

油を吸収しにくい食材としてはいかやたこがおすすめだが、食べすぎは禁物だ（86ページ参照）

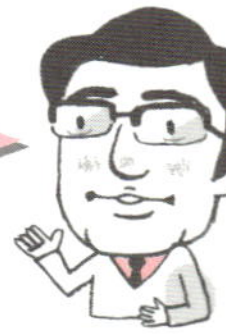

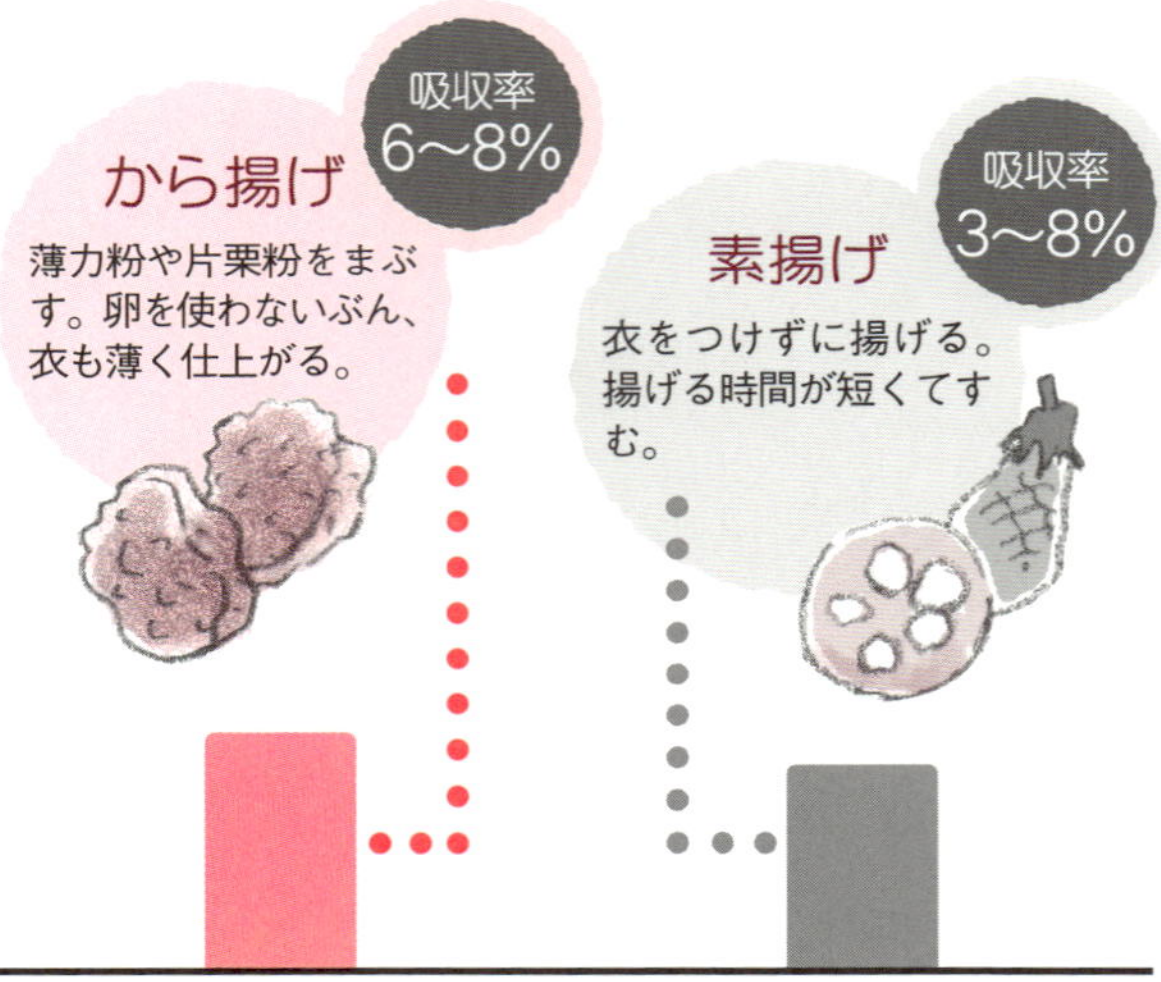

から揚げ
吸収率 6〜8%
薄力粉や片栗粉をまぶす。卵を使わないぶん、衣も薄く仕上がる。
素揚げ
吸収率 3〜8%
衣をつけずに揚げる。揚げる時間が短くてすむ。

卵白で衣をつくる「高麗」にチャレンジ

揚げる直前に、卵白2個分を固く泡立て、薄力粉12g、片栗粉4gを加えてさっと混ぜる。材料（えびなど）にからめ、170度で揚げる。

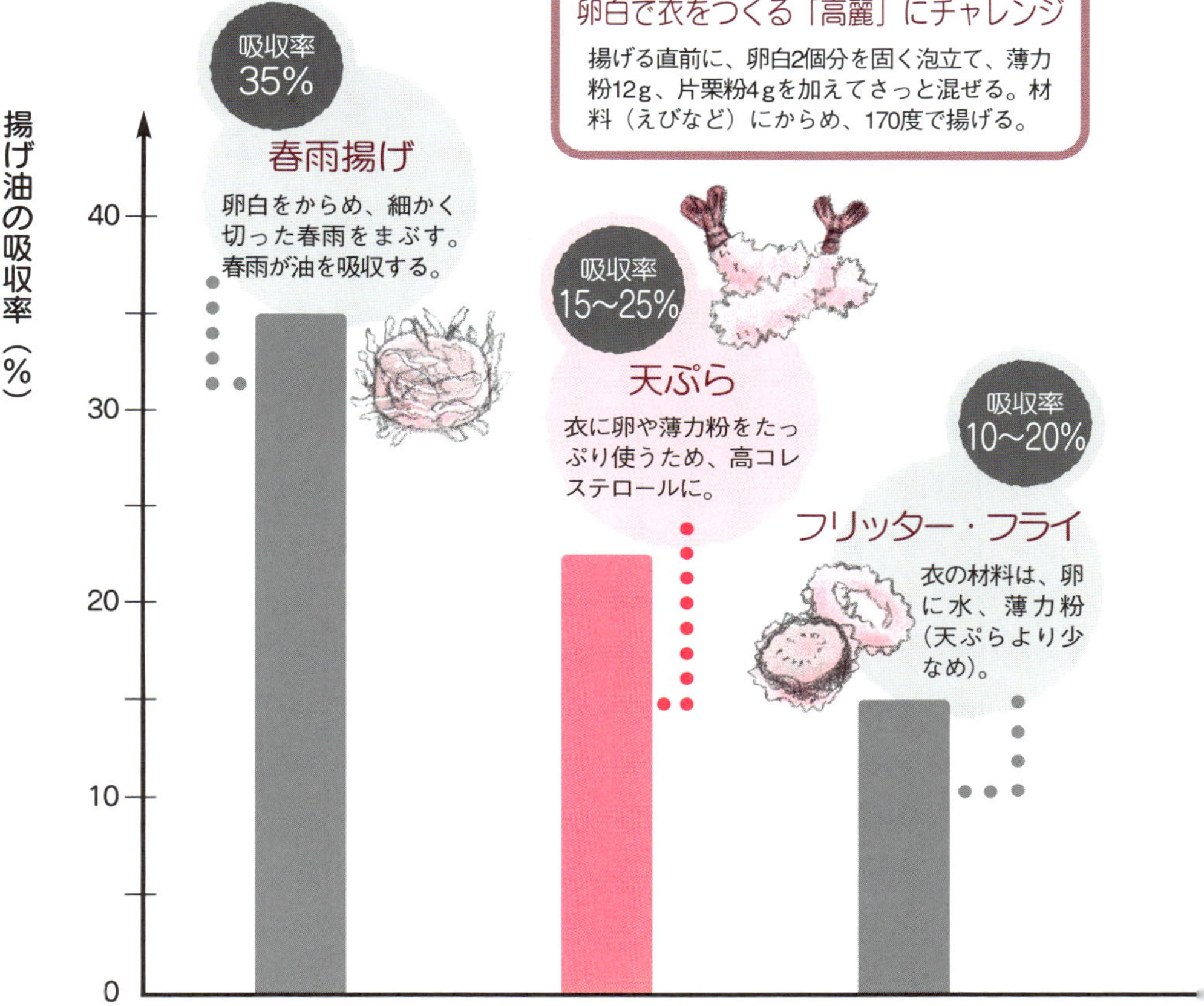
揚げ油の吸収率（%）
40
30
20
10
0
吸収率 35%
春雨揚げ
卵白をからめ、細かく切った春雨をまぶす。春雨が油を吸収する。
吸収率 15〜25%
天ぷら
衣に卵や薄力粉をたっぷり使うため、高コレステロールに。
吸収率 10〜20%
フリッター・フライ
衣の材料は、卵に水、薄力粉（天ぷらより少なめ）。

油を吸収しない方法で調理します。たとえば、材料を大きく切って油に触れる表面積を少なくしたり、衣をつける天ぷらやフライをやめて、素揚げやから揚げにします。衣が必要な料理の場合は、なるべく薄くつけるようにします。卵白だけの衣で仕上げる方法もあります。

また、最近ではオレイン酸含有量が高い油なども市販されています。積極的に利用してみましょう。

揚げ物を食べたい人のためのおすすめ献立

● たこの素揚げ

ゆでだこの足を食べやすい大きさに切る。フライパンに揚げ油を1.5cmくらいの深さまで入れ、さっと揚げる。

● あじのから揚げ

魚の脂を豊富に含む青魚（44ページ参照）を使う。3枚におろして小骨をとる。片栗粉をまぶして揚げ、ポン酢で食べる。

コレステロールを下げるタウリンを上手にとる

たこやいか、貝類は、コレステロールを多く含む一方、コレステロールを下げる働きをするタウリンを豊富に含みます。コレステロールをとりすぎずにタウリンをとるには、食べ方に工夫が必要です。

タウリンの成分が損なわれないような調理法を心がける

それぞれ、コレステロールとタウリンをどれだけ含むか覚えておこう。

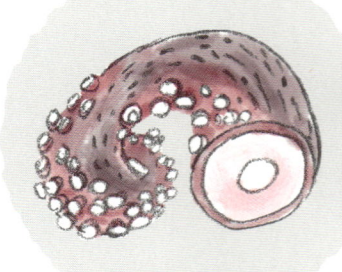

まだこ
コレステロール 150mg
タウリン 871mg

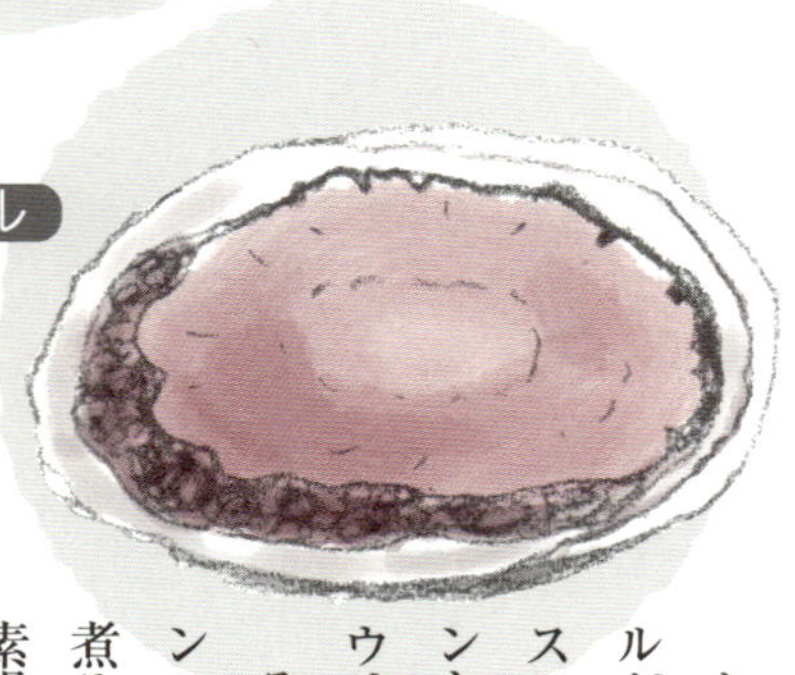

とこぶし
コレステロール 150mg
タウリン 1250mg

たこやいか、貝類には、コレステロールが多く含まれています。しかし、コレステロール値を下げる効果のあるタウリンも豊富に含むため、上手に食べて、タウリンを効果的にとりたいものです。

そこで、覚えておきたいのが、タウリンの性質です。タウリンは水溶性なので、煮ると20～30%も失われます。焼いたり素揚げにするか、煮る場合には煮汁まで食べられる料理にするとよいでしょう。

ワタごと食べるものは避け、週に2回程度にする

これらの食品も、魚と同じように、ワ

タウリンを上手にとるコツ

1 煮汁まで食べられるような調理法を選ぶ

タウリンは水に溶けてしまうため、みそ汁やスープなど汁も飲めるような料理にする。

2 缶詰やパックではなく、新鮮なものを利用する

水煮の缶詰やパック類は、汁を捨てて使うことが多いためタウリンも失われやすい。

やりいか

コレステロール 320mg

タウリン 766mg

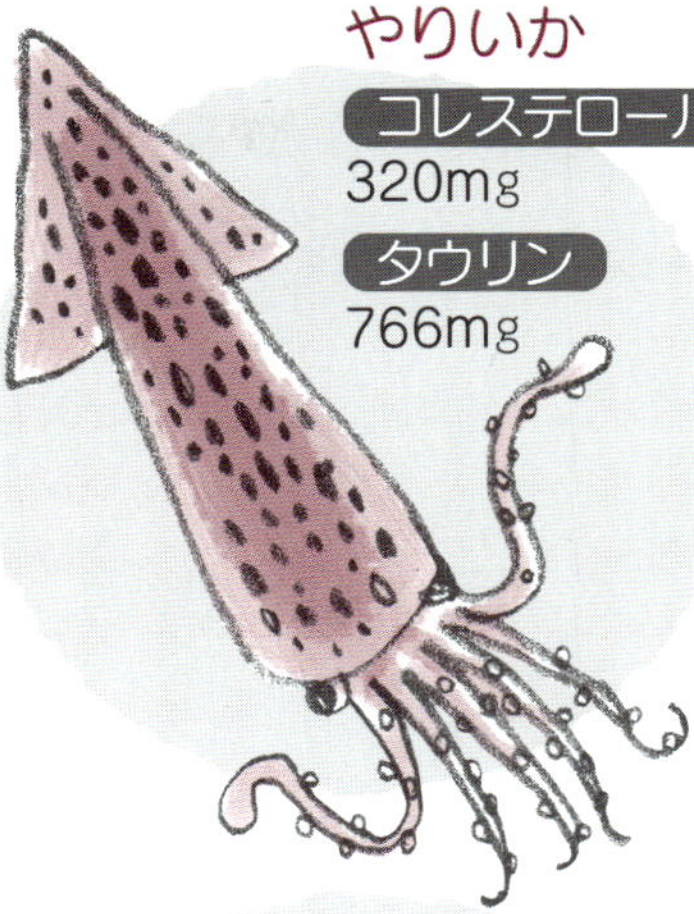

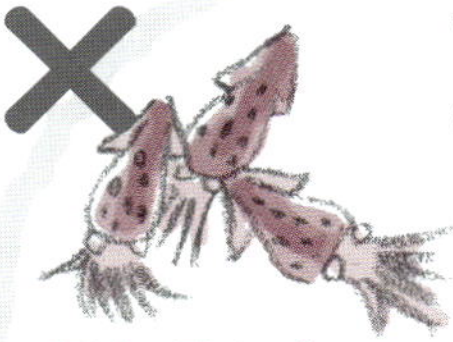

ほたるいか

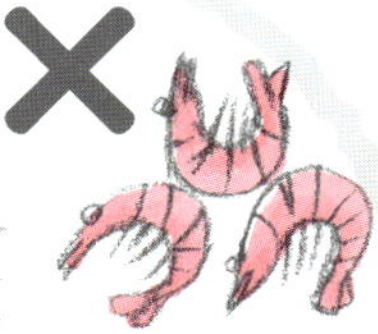

さくらえび

内臓にはコレステロールが多く含まれているため、丸ごと食べるものは避ける。

さざえ

コレステロール 140mg

タウリン 1536mg

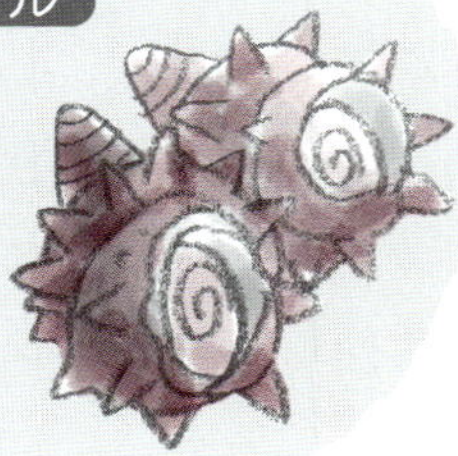

たこ・いか・貝類を食べたい人のためのおすすめ献立

- いかげそときゅうりの酢の物

ゆでて食べやすく切ったいかげそと、きゅうりの輪切りを、砂糖と塩を好みで入れた合わせ酢であえる。

- あさりのスープ

殻付きのあさりをフライパンに入れ、白ワインを加えて蒸す。貝が開いたら煮汁に水を足し、好みの野菜といっしょに煮込む。コンソメと牛乳で味をつける。

タ（内臓）にはコレステロールが豊富に含まれています。ほたるいかやさくらえびなど、ワタごと食べるものは避けたほうがいいでしょう。

また、いくらタウリンを豊富に含むといっても、食べすぎはコレステロール過多を招きます。週に2回程度に抑えましょう。おつまみとして食べがちな、さきいかやするめは、塩分も多いため注意が必要です。

Column

食行動日記をつけると自分の改善ポイントがわかる

これまで続けてきた食行動を改めるのはなかなか難しいもの。
どこが間違いで、どう変えればいいのか知るために、
一日の食行動を記録してみよう

■ある日の食行動日記記入例

早食いをチェックするために、食事にかけた時間を記入

できるだけ詳しく。グラム数がわかるなら書いておくとなおいい

内容はできるだけ細かく控える。外食については使っているものがわかる範囲で書いておく

どんな状況で食べたか書いておく。イライラしてやけ食いしたときなどは、その精神状態も書きとめる

○月×日（○）

時間	内容	量	状況
朝 7:00～ 7:10	バターロール ピーナッツバター ゆで卵 コーヒー牛乳	（2個） （少々） （1個） （2杯）	時間がなかったので、キッチンでお弁当をつくりながら食べる。パンは1個のつもりだったが、気づいたら2個食べていた。
昼 14:00～ 14:30	親子丼…ご飯、卵、鶏肉、タマネギ、みつば かけそば…そば、なると、油揚げ 漬物…きゅうり お茶	（丼1杯） （小丼1杯） （3切れ） （2杯）	デパートのレストランで友人と。用事で食事が遅くなり、お腹がすいていたので、丼と麺がセットになった定食を食べた。
間食 17:00	シュークリーム チョコレート コーヒー牛乳	（1個） （板半分） （2杯）	子どもが帰ってきて、おやつをいっしょに食べる。その後、夕食の準備をしながら台所でチョコレートをつまむ。
晩 19:00～ 20:30	トマトカレー…ご飯、カレールー、牛もも肉、タマネギ、じゃがいも、にんじん、サラダ油、トマトソース サラダ…レタス、ブロッコリー、タマネギ、フレンチドレッシング みかん	（中皿1杯） （小丼1杯） （2個）	子どもと居間でテレビを見ながら食べる。食後も番組が終わらなかったので、みかんを食べてゆっくりする。
夜食 22:30	ピーナッツ コーヒー牛乳	（12個） （2杯）	夫と話しながら食べる。夫が食べていたおつまみを少しもらった。

第4章

毎日の運動で適正値を保つ

運動不足は肥満を招き、
コレステロール値を狂わせます。
正しい数値を保つためには、
日常的な運動が必要です。

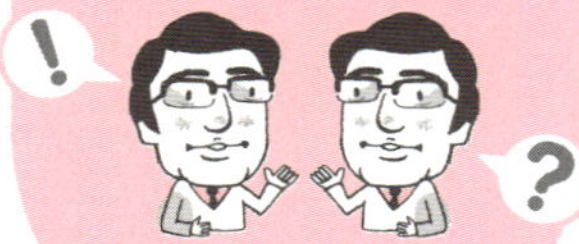

運動は肥満を解消するとともに、ＨＤＬを増やして数値を改善する

高コレステロールを改善するには、食事療法を実践しながら、運動療法を行うといいでしょう。運動療法にはＬＤＬを増加させるとともに、中性脂肪を減らして肥満を解消するというメリットがあります。

運動がVLDLを分解。LDLを減らしHDLを増やす

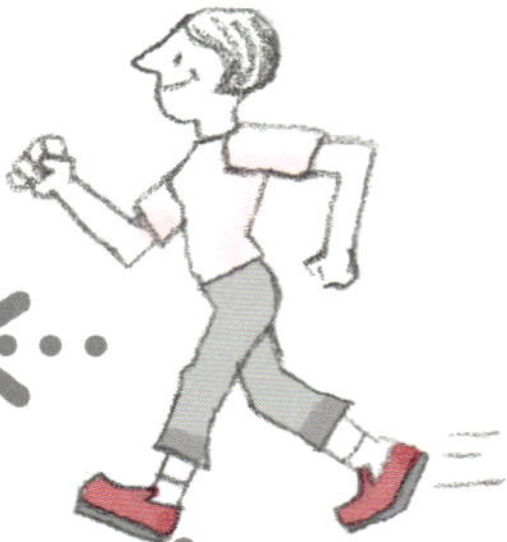

インスリンの働きをよくする

体を動かすことによって、インスリンの働きがよくなる。それによってHDLが増えて中性脂肪が減少する。

中性脂肪を多く含むリポたんぱくを分解する

酵素（リポたんぱくリパーゼ）が活性化し中性脂肪の多いリポたんぱくの分解が進む。

肥満の予防になる

運動によって、エネルギーを消費することで、体内に余分な脂肪をため込まず、肥満を解消し、予防することができる。

高コレステロールの背景には肥満がありますが（24ページ参照）、肥満のもっとも大きな原因は運動不足です。現代では、意識して体を動かさないかぎり、運動不足になりがちです。高コレステロールを指摘された人は、日ごろから意識的に運動に取り組みましょう。

運動するとエネルギーが消費され、体についた余分な脂肪が減り、肥満の解消につながります。それだけでなく、運動によって血中の中性脂肪が減るため、結果的にＬＤＬ値が下がり、ＨＤＬ値は上昇します。さらに、インスリンの働きを

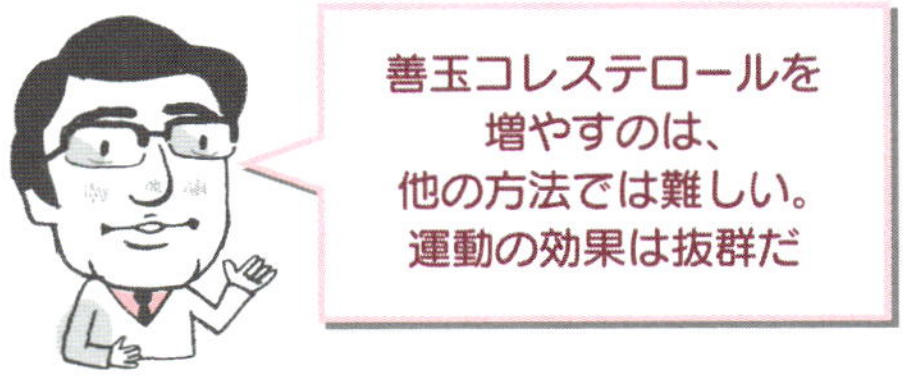
善玉コレステロールを
増やすのは、
他の方法では難しい。
運動の効果は抜群だ

中性脂肪が減ると、LDLを減らすことになる

VLDLの分解が進むと、血中の中性脂肪が減る。また、VLDLは組織に中性脂肪を渡したあとLDLとなるため、LDLも減ることになる。

週あたりの総運動時間とHDLコレステロール値

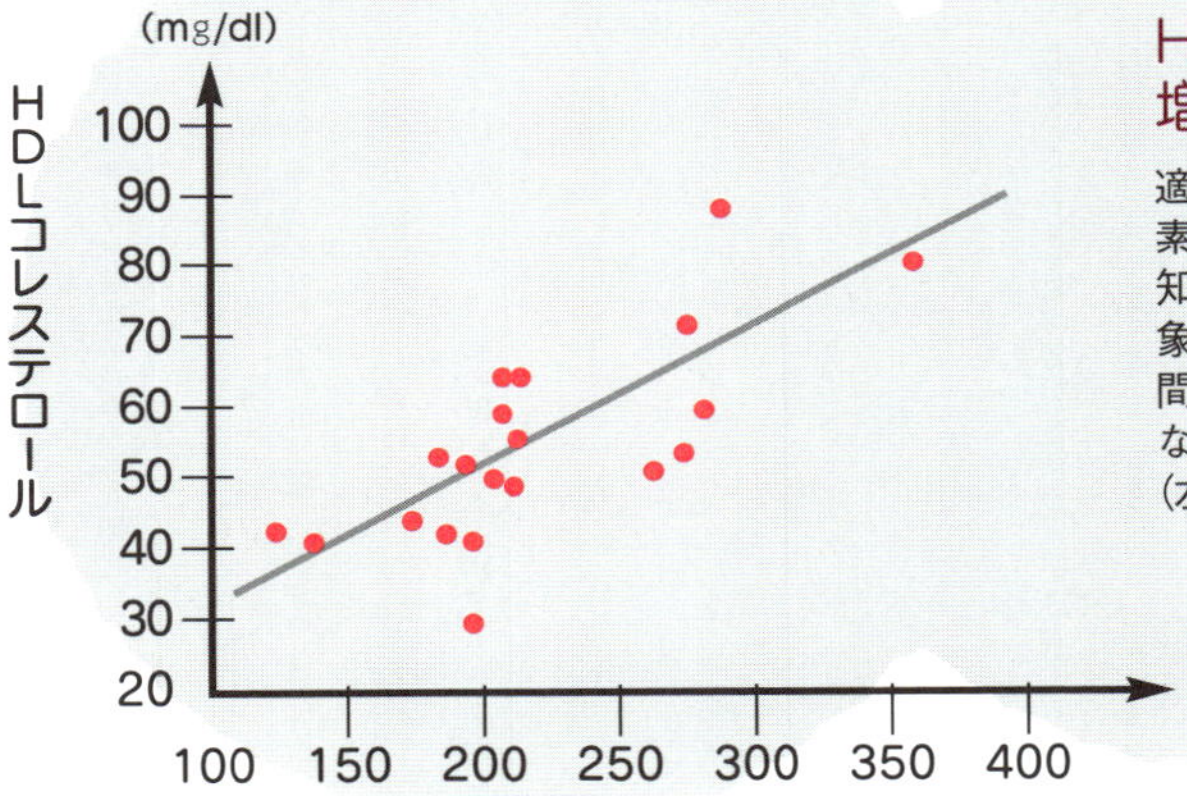
(mg/dl)
HDLコレステロール
100
90
80
70
60
50
40
30
20
100
150
200
250
300
350
400
総運動時間
(分/週)

(Sunamiほか, 1999)

HDLを増やしてくれる

適度な強度の運動（最大酸素摂取量50%・下の「ミニ知識」参照）をした人を対象とした調査では、運動時間が長いほどHDL値が高くなることがわかっている（左グラフ参照）。

よくしたり、血圧を下げたりする効果もあります。糖尿病や高血圧を合併している場合の改善策としても有効です。

運動は3ヵ月以上続けて初めて効果があらわれる

こうした運動の効果は、最低でも3ヵ月以上続けなければあらわれません。三日坊主ではだめなのです。また、運動に取り組むときは、ケガや事故を防ぐためにも、ウォーミングアップやクールダウンを必ず行いましょう。

ミニ知識

適度なペースを示す「最大酸素摂取量」とは

もうこれ以上の運動は無理という状態で、一定の時間（普通は1分間）内に体に取り込める酸素量の最大値のこと。運動の強度を判断できます。強度が最大酸素摂取量50%を超えると、筋肉内に疲労物質が蓄積を始めるため、50%が適度な強度とされています。

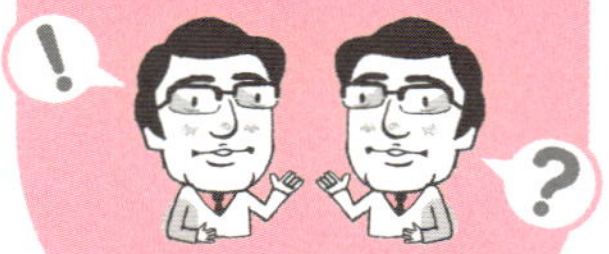

ニコニコペースの有酸素運動が、脂肪の代謝を促す

運動療法として適しているのは、ウォーキングなどの有酸素運動です。体内の脂肪を燃焼させるには、無理のないペースで、続けることが大切です。

脂肪を燃やすために、長く続けられるペースを保つ

ニコニコ早歩き

早歩きのウォーキングは、道具を使ったりジムに通ったりする必要がなく、手軽に行うことができる。ペースに気をつけることが大切。

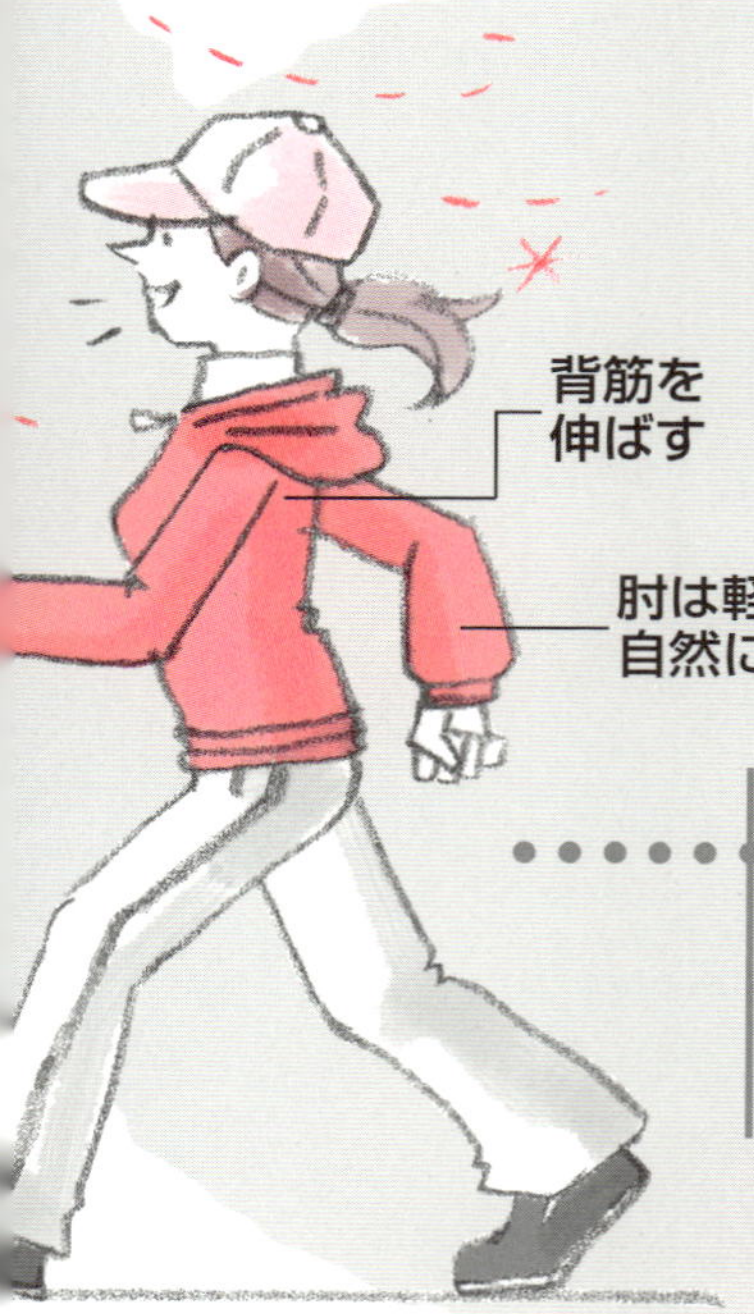

笑って会話ができるペースで

誰かと一緒に歩く場合、楽に会話を楽しめるペースを保つ。強度を確認するには、下記の計算式で求められる心拍数を参考に。

$$\text{目安となる心拍数/分} = 138 - \frac{\text{年齢}}{2}$$

運動療法の目的は、余分な脂肪を燃焼させて、脂質の代謝をスムーズにすることです。そのためには、酸素を十分に取り入れながらおこなう有酸素運動のなかでも、全身の筋肉を使うものがおすすめです。血中脂肥満の解消や動脈硬化の予防が期待できます。

気軽に続けることのできるウォーキングがおすすめ

有酸素運動は続けなければ効果はあらわれません。無理なく続けられる運動としては、ウォーキングや水中運動などがあります。特にウォーキングは、施設に

手に何も持たず、全身をバランスよく動かす

軽く腕を振り、つま先で地面を蹴るようにして、元気に歩く。全身の筋肉をバランスよく使うため、手にバッグなどを持たない。

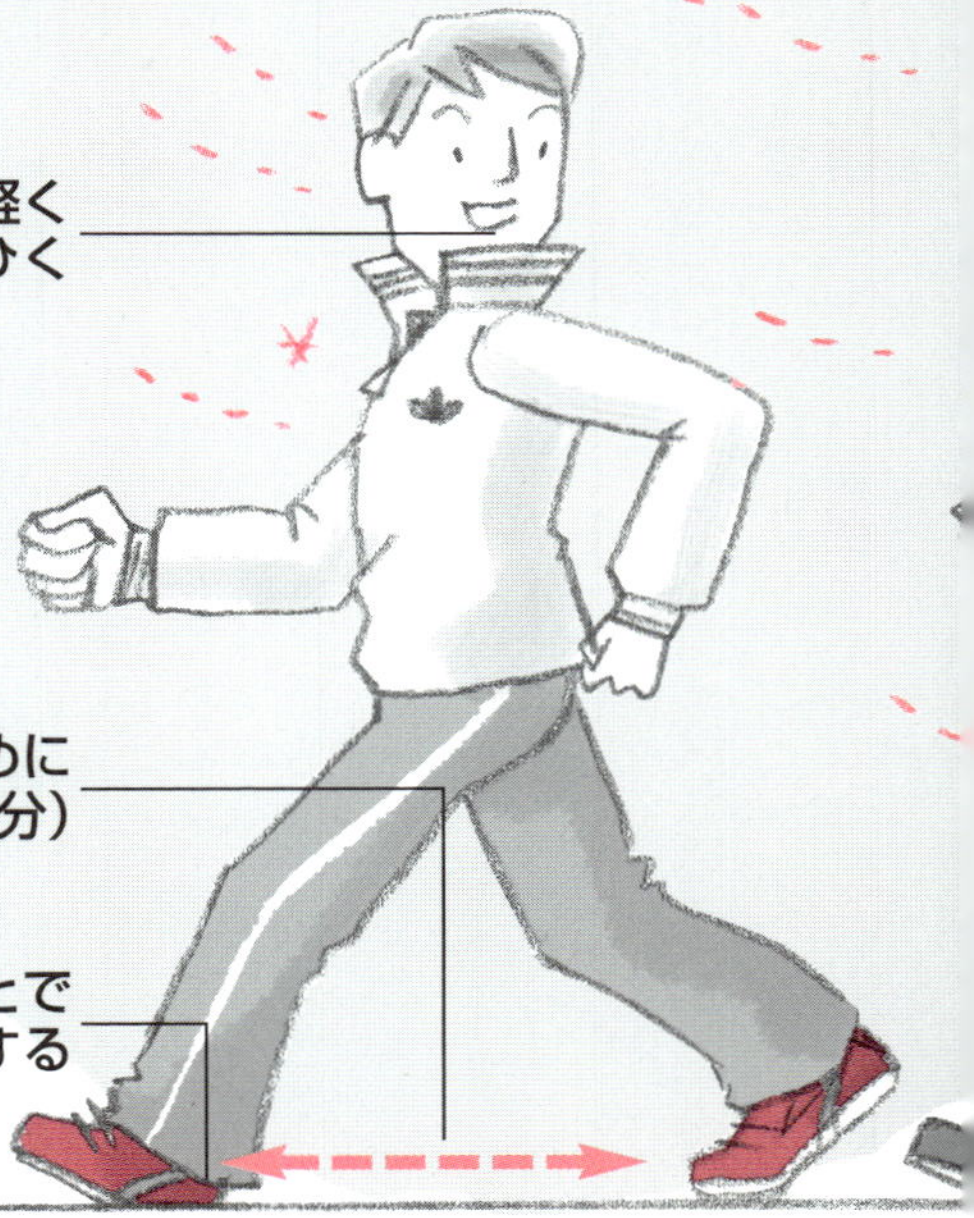
軽く
あごをひく
歩幅は広めに
（身長の約半分）
かかとで
着地する

自転車こぎ

ジムなどにある自転車こぎ（エルゴメーター）は、足腰にかかる負担が少なくなるため、肥満している人や関節が弱い人にも向いている。

水泳・水中ウォーキング

水中では足腰にかかる負荷が軽くなるため、筋肉や関節が弱い人も無理なく取り組める。水中を歩くだけでも効果的。

通ったり特別な用具を使ったりする必要がなく、取り組みやすいといえます。エアロビクスや太極拳、社交ダンスなどに挑戦してみてもいいでしょうし、ラジオ体操を日課にするのもおすすめです。

運動の強さは、楽すぎると効果が出にくく、強すぎると負担となります。ちょうどよいのは少し汗ばむ程度で、ウォーキングなら、隣の人と楽に会話できるくらいです。心拍数から適切な強度を割り出してもいいでしょう（上段を参照）。

ミニ知識

激しいスポーツは運動療法には不向き

下記のような、瞬間的に息を止めて行う無酸素運動は、筋肉を痛めやすく、運動療法には不適当。動脈硬化が進行していると、発作を誘発するおそれもある。

- バスケットなど瞬発力のいるもの
- サッカーなど競技性の強いもの
- 筋力トレーニングなどの無酸素運動

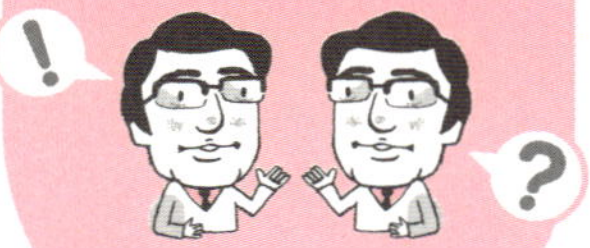

食事の1時間後に始め、30分以上続ける

余分な脂肪をより効果的に燃焼させるためには、中性脂肪値が高くなるタイミングに合わせて、運動を行うといいでしょう。食事の1～2時間後が効果的です。

タイミングや頻度を考え 中性脂肪を効率よく下げる

●開始のタイミング

中性脂肪が高くなる 食事の1～2時間後に開始

血中の中性脂肪値が高くなるのは、食事の１～２時間後。この時間帯に合わせて運動をすると、脂肪を燃やし、代謝をスムーズにすることができる。

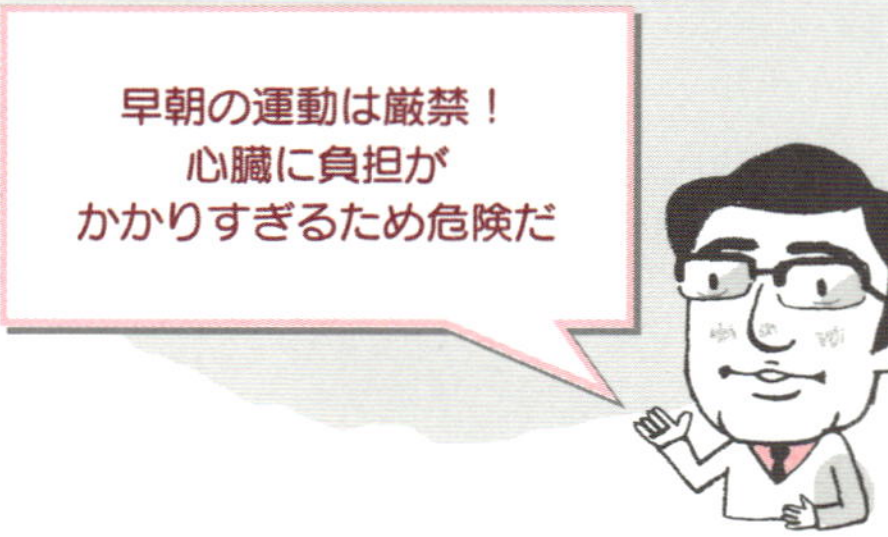
早朝の運動は厳禁！
心臓に負担が
かかりすぎるため危険だ

よく早朝に運動をする人がいますが、その時間帯はおすすめできません。朝食前で血糖値が低い状態なので、運動をしても効果が低いうえ、動脈硬化が進んでいる場合、早朝の運動は脳卒中などの発作の引き金になるためです。朝に運動をする場合は、朝食をとってからにします。

脂肪を効率よく燃焼させるタイミングと継続時間をつかむ

朝食にかぎらず、運動は食後1～2時間後に行うのが最適です。ちょうど中性脂肪値がピークに達するときなので、運動することで脂肪を効率よく燃やすこと

●開始のタイミング

余分な脂肪を使うには30分以上続ける

エネルギーとして消費されるのは、運動開始後20分以内は糖質が優位。それを過ぎると脂肪が消費され始める。

●頻度

3日あけたら元通り。週に4日以上が目標

3日以上運動しない日が続くと、血中脂質はもとの数値に戻ってしまう。運動は毎日行うのが理想的だが、最低でも週に4日は取り組もう。

歩行時間とそのときに使われるエネルギーの関係

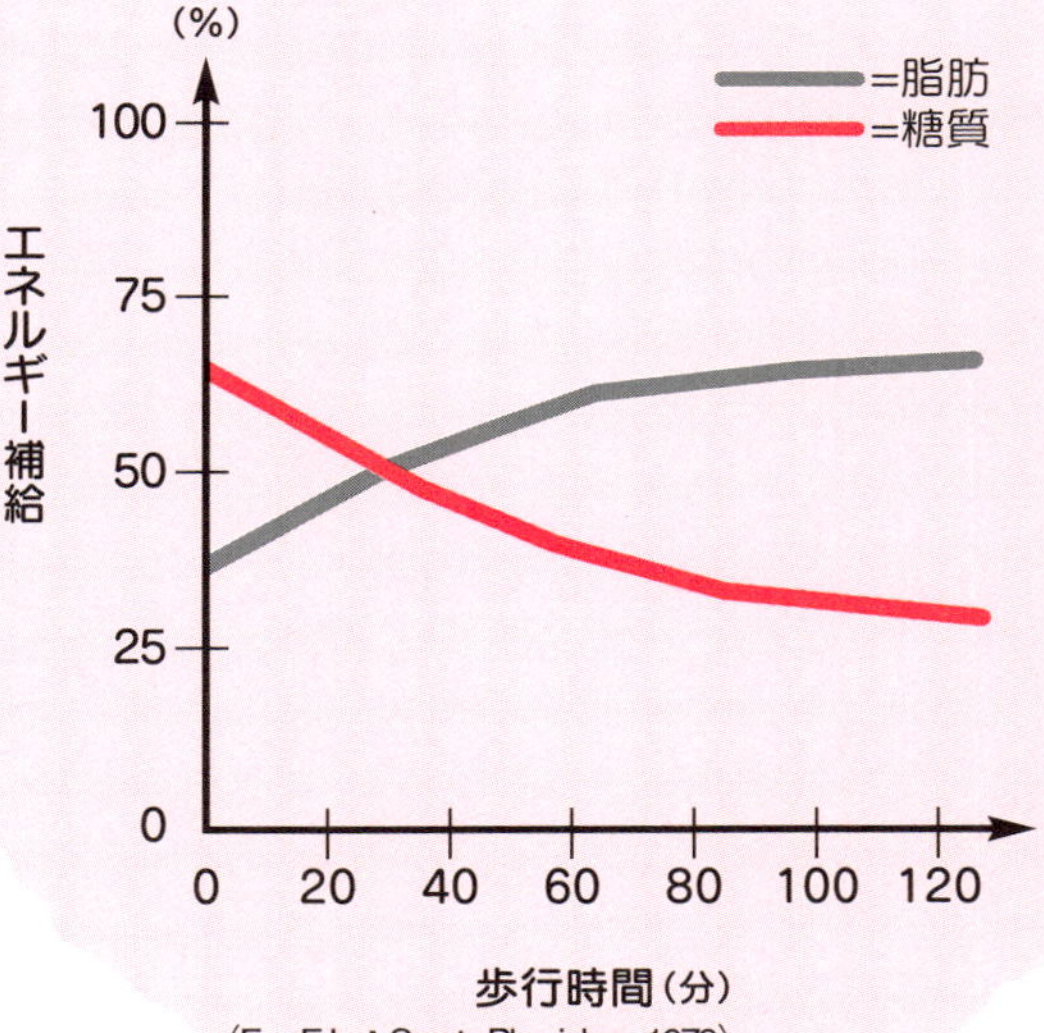
(%)
=脂肪
=糖質
100
75
50
25
0
エネルギー補給
0
20
40
60
80
100
120
歩行時間（分）

(Fox,E.L.：Sports Physiology,1979)

ができます。

また、より多くの脂肪を燃焼させるには、30分以上続けることが必要です。運動で消費されるエネルギーを考えると、開始後すぐは糖質60％・脂肪40％ですが、30分以上続けると、脂肪の燃焼が優勢になるためです。

1回30分以上の軽めの運動を、日課にしましょう。運動しない日が続くと効果がなくなるため、体調に異常がないかぎり、週に4日以上は行ってください。

ミニ知識

高血圧で服薬している場合は、心拍数が上がりにくい

高血圧の治療のために、β遮断薬などの降圧薬を服用していると、運動をしても心拍数が上がりにくく、運動強度を心拍数で判断できません。また、糖尿病で血糖値を下げる薬を使用している人も、運動により血糖値が下がりすぎることがあるため注意します。

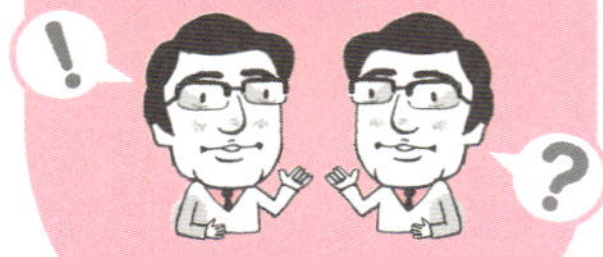

普段から積極的に体を動かすことを心がける

運動療法が大切、とわかっていながら、なかなか実行できないという人もいます。難しく考えず、まずは日常生活のなかで、できるだけ体を動かす工夫をしてみることをおすすめします。

「運動をする暇がない」「ペースや量の計算が面倒だ」などの理由で、なかなか腰が上がらない人もいるでしょう。しかし、難しく考えることはありません。日常生活のなかで体を動かす工夫をするだけでも、ずいぶん違うものです。

会社でも家の中でも運動量を増やす機会をつくる

最大のポイントは、歩く機会を増やすことです。勤めている人なら、1つ先の駅まで歩いたり、駅や建物内で階段を使うようにするだけで、運動量は確実に増えます。仕事中も座りっ放しにならない

習慣を少し変えると運動量は簡単に増える

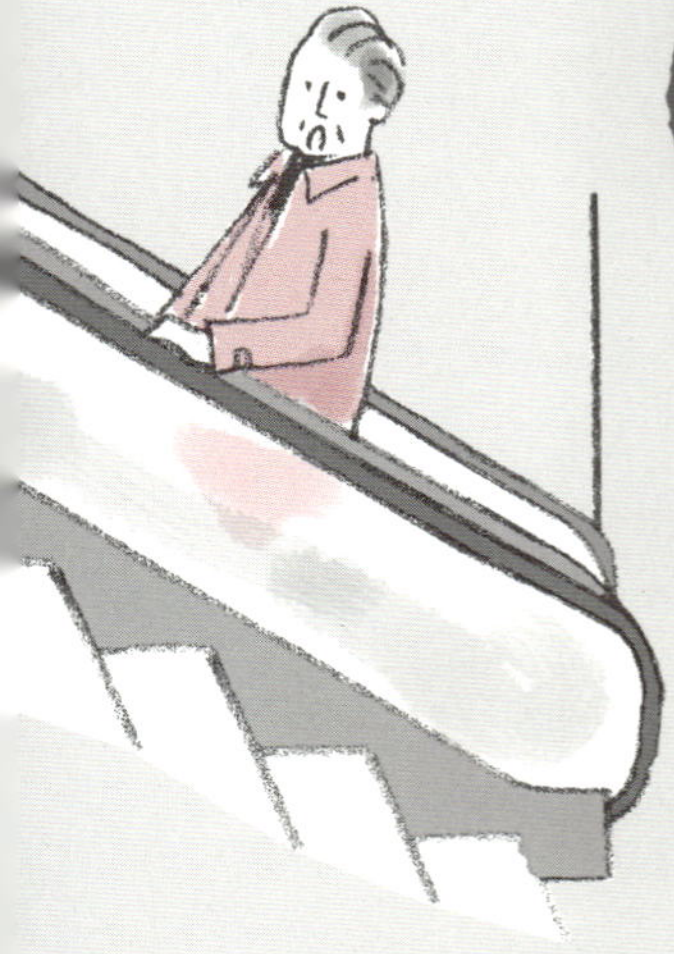

移動時

乗り物を極力使わず、歩ける距離なら歩くことを習慣づける。

- □エレベーターやエスカレーターに乗らず、階段を使う
- □電車やバスの車内では座らずに立つ
- □1駅分歩いてみる
- □近所での買い物は、自転車ではなく徒歩で行く

職場で

座りっ放しは禁物。少しずつでも、席を立って動く工夫をしてみる。

- □昼食時に、遠くの店を利用する
- □フロアの移動は、階段を使う

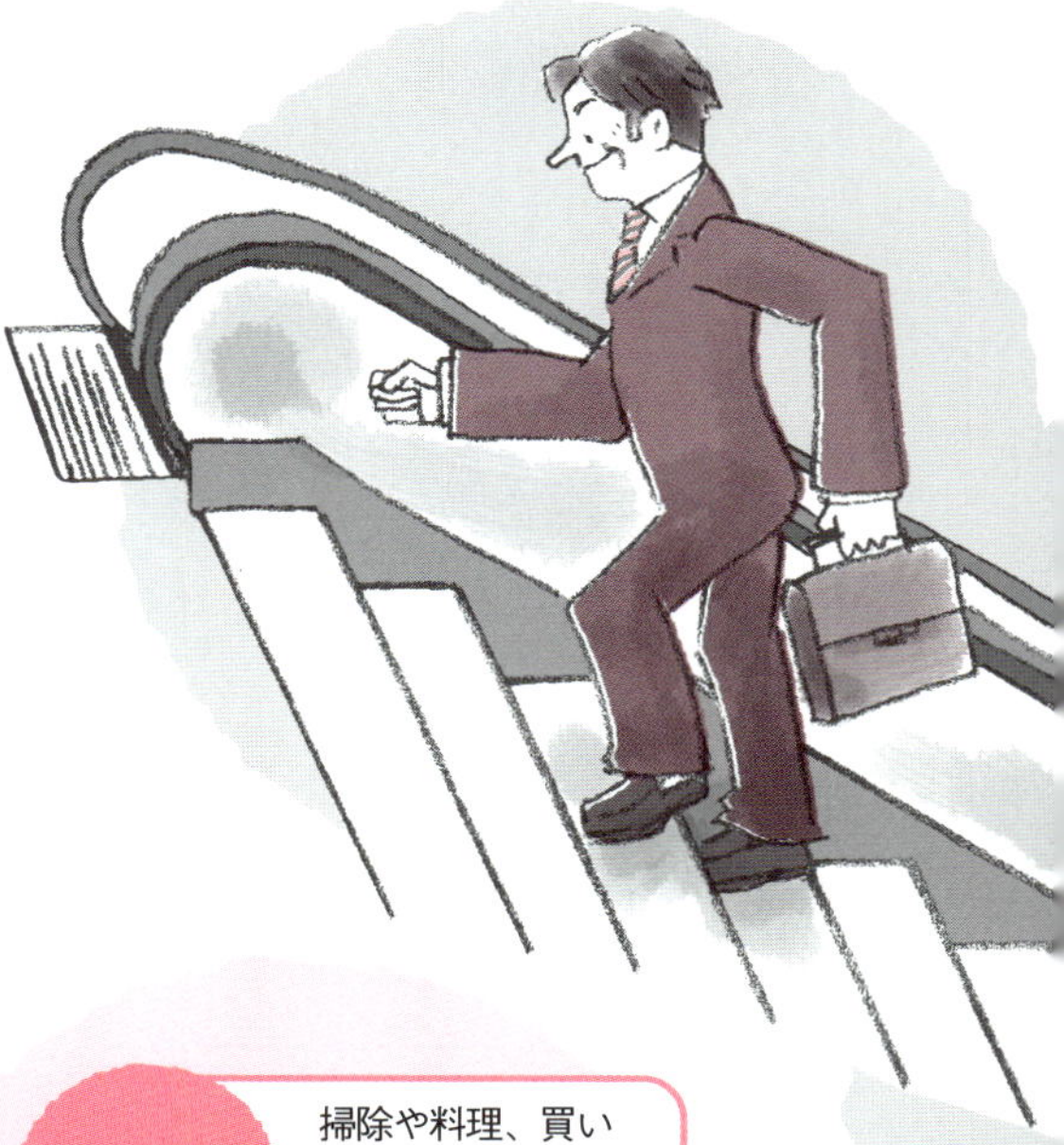

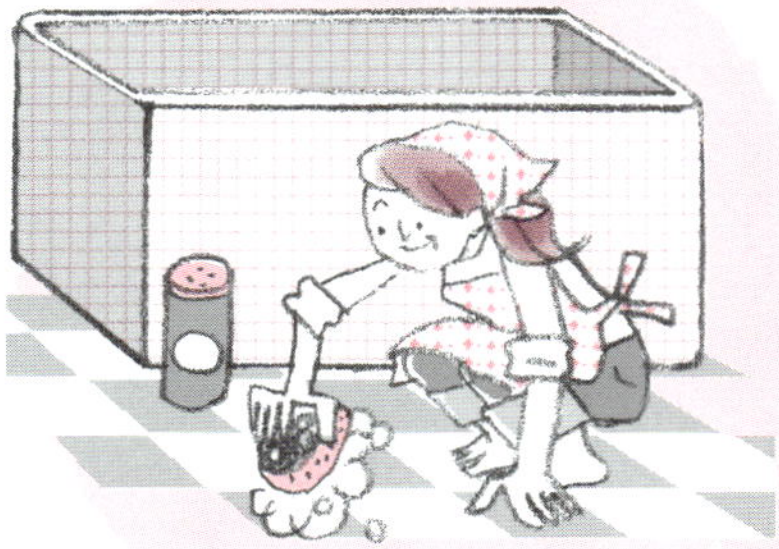

家で

掃除や料理、買い物など、体を動かす家事を意識的にやってみる。

- □窓拭きや浴室の掃除を、念入りに行う
- □人に頼まず、自分で台所に立つ

よう、ちょっとした用事なら自分で動く、ランチは少し離れた店に歩いて食べに行く、といった工夫をしてみましょう。

家でも掃除のときに全身を使って床を拭く、買い物には自転車や車でなく歩いて行くようにするなど、少し意識するだけで、簡単に運動量を増やせるものです。

もちろん、有酸素運動に取り組んでいる人も、生活のなかで意識的に動くようにすれば、効果はよりアップします。

ミニ知識

万歩計でチェック。1日1万歩を目指す

普段の生活のなかで自分がどれくらい歩いているか、万歩計で測ってみましょう。日本人の1日の歩数の平均は、7000～8000歩程度ですが、1日1万歩が理想的といわれています。

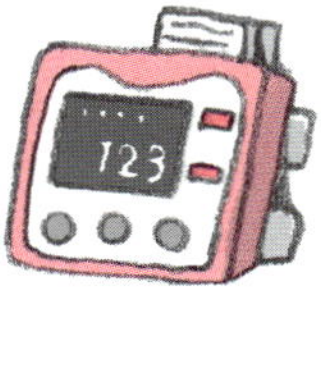

Column

ほかの病気があったらどうする？ ケース別運動アドバイス

高コレステロールの場合、以下のような病気を合わせもつことが多い。
運動療法を始めるときは、医師の意見を聞いたうえで、
ほかの病気への影響を考えて取り組もう。

高血圧の場合

心臓の拍出量を抑える作用を持つ薬を治療に使っている場合は、運動しても心拍数が上がりにくい。心拍数で運動強度を判断できないため、「一緒にやっている人と楽に会話できるぐらい」など、感じ方によって決める。

糖尿病の場合

運動をすると血糖値が下がる。治療のために血糖降下薬やインスリンを使っている場合は、血糖値が下がりすぎるおそれがある。薬の効用時間を考えて、運動する時間帯を決めるようにする。

過度の肥満の場合

最初からジョギングや長距離のウォーキングなどに取り組もうとすると、膝に負担がかかりすぎて痛めてしまうことがある。最初は、膝への負担の少ないスイミングや水中歩行などがおすすめ。

狭心症の発作を起こしたことがある場合

あまり激しい運動を行うと、また発作を起こす場合がある。運動療法を始めたいときは、必ず最初に医師に相談し、どんな運動にどのくらい取り組めばいいか、判断を仰ぐ。

運動療法を始める前には
必ず医師のチェックを受けよう。
運動前後のストレッチも忘れずに！

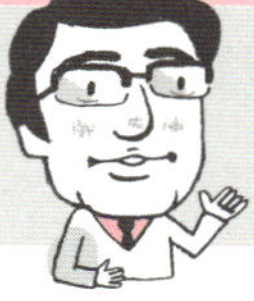

第5章

のみ薬で数値をコントロールする

生活改善の効果がなければ、
薬による治療を始めます。
処方された薬の役割や副作用を、
しっかり把握しておきましょう。

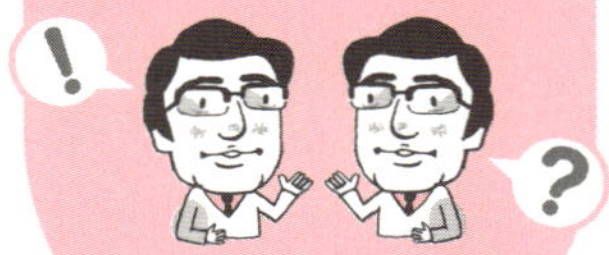

生活改善を3～6ヵ月続けても効果がなければ薬物治療を

コレステロール値のコントロールは、食事療法と運動療法が基本です。生活改善を行っても目標値まで下がらない場合には、薬による治療を行うことになります。

生活改善、リスクチェックを経て薬物治療を始める

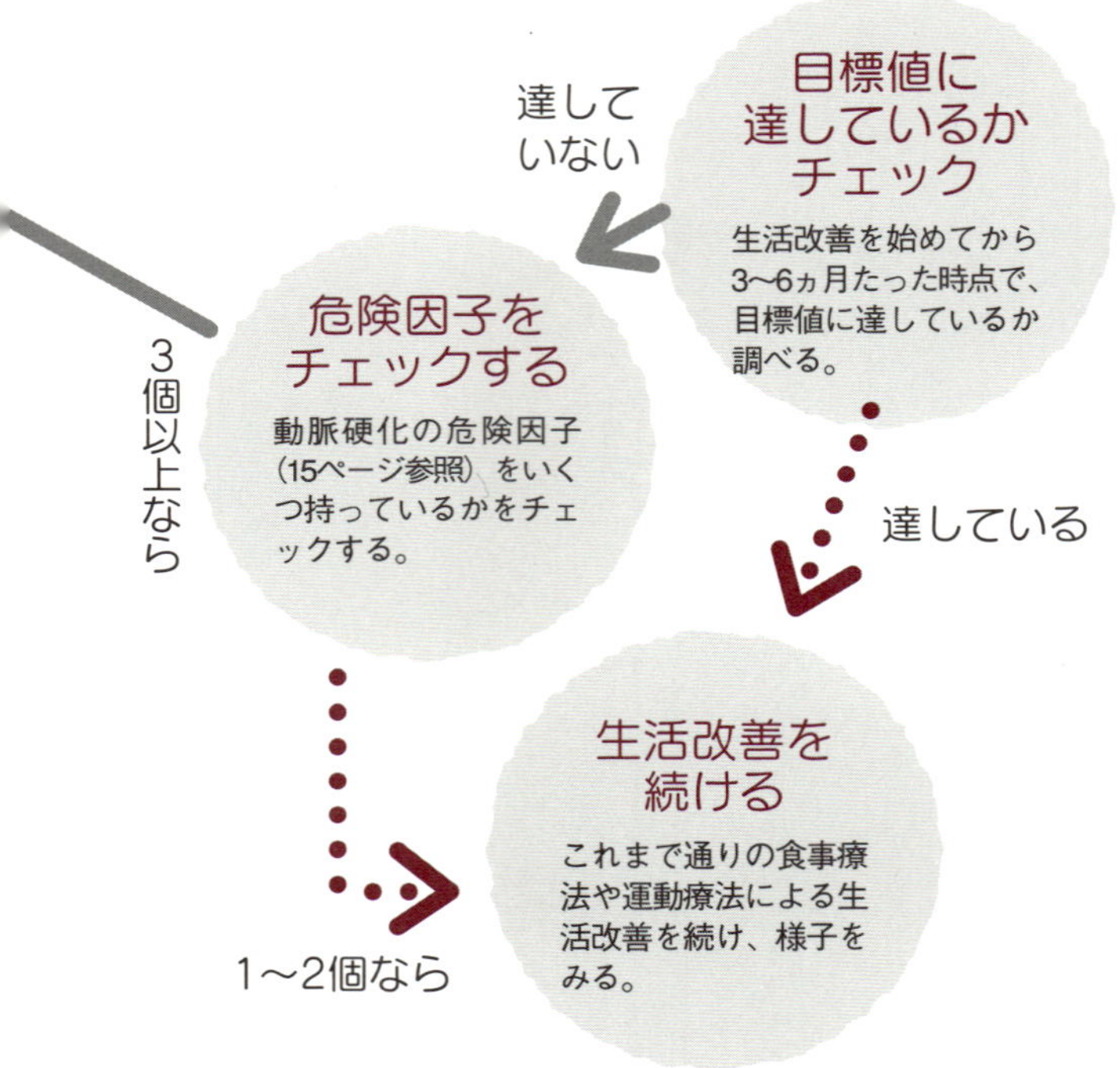
目標値に達しているかチェック
生活改善を始めてから3～6ヵ月たった時点で、目標値に達しているか調べる。
達していない
危険因子をチェックする
動脈硬化の危険因子（15ページ参照）をいくつ持っているかをチェックする。
3個以上なら
達している
生活改善を続ける
これまで通りの食事療法や運動療法による生活改善を続け、様子をみる。
1～2個なら

生活改善の効果は、3～6ヵ月後にあらわれます。その時点で血中脂質を再検査し、目標値まで下がっていない場合には、薬物治療が検討されます。

薬を使い始める時期は患者さんによって異なりますが、動脈硬化の危険因子の数が、目安になります。危険因子が3個以上なら、冠動脈疾患（14ページ参照）を起こす危険性が高いので、薬物治療を始めます。薬を使えば、2～4週間で血中脂質は低下します。危険因子の数が少ない場合（1～2個）は、生活改善を続けて様子をみることになります。

薬の効果早見表
[○=効果がある　★=効果が高い]

	LDLコレステロール値を下げる	中性脂肪値を下げる	HDLコレステロール値を上げる
スタチン系薬剤	★	○	○
フィブラート系薬剤	○	★	★
レジン	○	―	―
EPA製剤	―	○	―
ニコチン酸製剤	○	○	★
プロブコール	○	―	―

薬物治療を始める

危険因子を3つ以上持つ場合、冠動脈疾患を起こす危険性が高い。生活改善を続けながら、薬物治療を開始する。

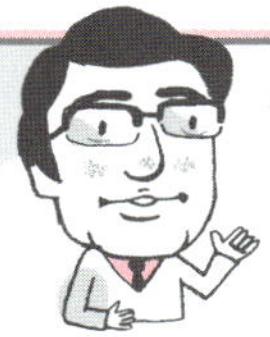
遺伝が原因で数値が高い場合は、3ヵ月を待たずに薬を使い始めることもあるんだ

薬物治療を始めてからも、生活改善は続ける

改善薬にはさまざまな種類があり、効果も異なるため（上記の表を参照）、患者さんに適したものが選ばれます。一般的には1日1回、夕食後か就寝前に服用します。これは、コレステロールが、夜間に体内でつくられるためです。

また、薬物治療を始めても、薬にだけ頼ってはいけません。食事療法と運動療法は、引き続き行ってください。

ミニ知識

薬は一生、のみ続けなければならない？

冠動脈疾患の予防のために、基本的に一生のみ続けることになりますが、生活改善がしっかり行われ、数値も下がっていれば、途中で服用をやめることもできます。

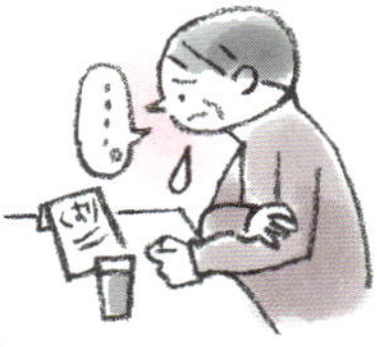

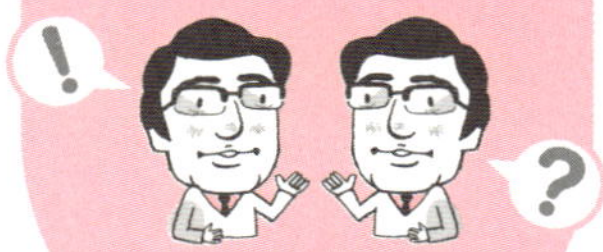

コレステロールの合成を抑える スタチン系薬剤

高脂血症の改善薬としてもっともよく使われているのは、スタチン系薬剤です。コレステロール値を下げる効果が高く、安全性も認められているため、高脂血症の第一選択薬となっています。

LDLコレステロール値が高く中性脂肪値も高い人

作用と効果

肝臓でのコレステロールの合成を抑える

肝臓でコレステロールの合成にかかわっている酵素の働きを抑える薬。肝臓のコレステロール量が少なくなると、血液中のコレステロールが肝臓に取り込まれるため、コレステロール値が下がる。中性脂肪を減らす効果も期待できる。

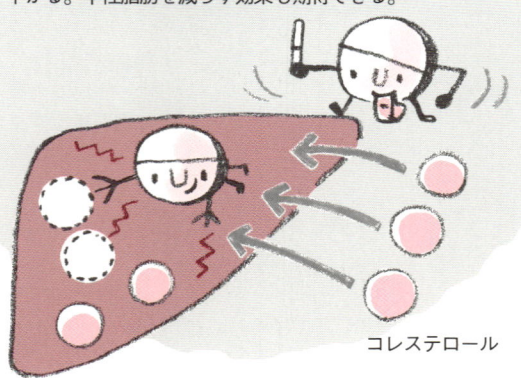

高脂血症の薬物治療の目的は、血液中のコレステロールや中性脂肪を減らすことで動脈硬化の進行を抑えて、冠動脈疾患を防ぐことです。改善薬にはいくつかの種類がありますが（101ページ参照）、そのなかでも、もっともよく使われているのが、スタチン系薬剤です。

体内のコレステロールの一部は肝臓でつくられます。また肝臓には、余分なコレステロールを取り込み処理する機能もあります。スタチン系薬剤は、この肝臓でのコレステロールの合成を抑えるとともに、余分なコレステロールの取り込み

副作用

肝機能障害が起こることも。定期的に検査を

安全性が高く副作用は少ないが、肝機能障害が起こることがある。服用後は定期的に肝機能のチェックを受ける。また薬ののみ合わせにより、まれに横紋筋融解症が起こることもある。

注意点

のみ忘れは逆効果。服用方法を守ろう

のみ忘れると、かえってコレステロール値を上昇させてしまうことがあるため、注意が必要。また、フィブラート系薬剤やニコチン酸製剤、シクロスポリン、マクロライド系抗菌薬などと併用すると、横紋筋融解症を起こすことがある。

こんなのみ合わせに注意

スタチン系薬剤 ＋

- フィブラート系薬剤
- ニコチン酸製剤
- シクロスポリン（免疫抑制剤）
- マクロライド系抗菌薬

↓

横紋筋融解症を招くことがある

ミニ知識

薬を服用するときは、水または白湯でのむ

スタチン系薬剤のなかには、グレープフルーツジュースでのむと、薬の効果が強く出すぎるものがあります。お茶や牛乳も不適当。水か白湯でのみます。

NG
- ジュース
- お茶類
- 牛乳

を活性化する作用があるため、ＬＤＬコレステロール値の低下に効果的とされています。

　また、中性脂肪値を下げる効果も期待できるため、ＬＤＬコレステロール値だけでなく中性脂肪値も高い、という人に適しています。

副作用としては、横紋筋融解症に注意

　副作用としては、まれに肝機能障害や横紋筋融解症《おうもんきんゆうかいしょう》を起こすことがあります。横紋筋融解症とは、骨格筋という筋肉が融解または壊死《えし》し、その筋肉細胞が血液中に流れ出ることによって起こる病気です。筋肉の痛みや四肢の脱力感、赤褐色の尿などの症状がみられ、進行すると腎障害を起こし、命にかかわることもあります。もし薬を使用していてこのような症状があらわれた場合は、すぐに担当医の診察を受けましょう。

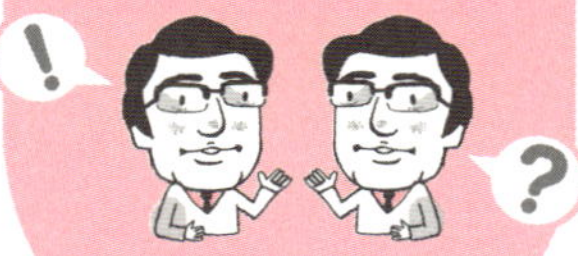

中性脂肪値を下げるフィブラート系薬剤

フィブラート系薬剤は、肝臓での中性脂肪の合成を抑え、血中での分解を促進させる薬。善玉のＨＤＬコレステロールを増加させ、小型ＬＤＬを減らすこともできます。

LDLコレステロール値は高くないが中性脂肪値が高い人に

作用と効果

中性脂肪の合成を抑えることでLDLを減らす

フィブラート系薬剤は肝臓での中性脂肪の合成を抑える作用があり、中性脂肪値を下げる効果が期待できる。中性脂肪の分解が促進するとHDLの原料が増えて、HDLコレステロールが増加する。また、小型化したLDLのサイズを大きくする作用もある。

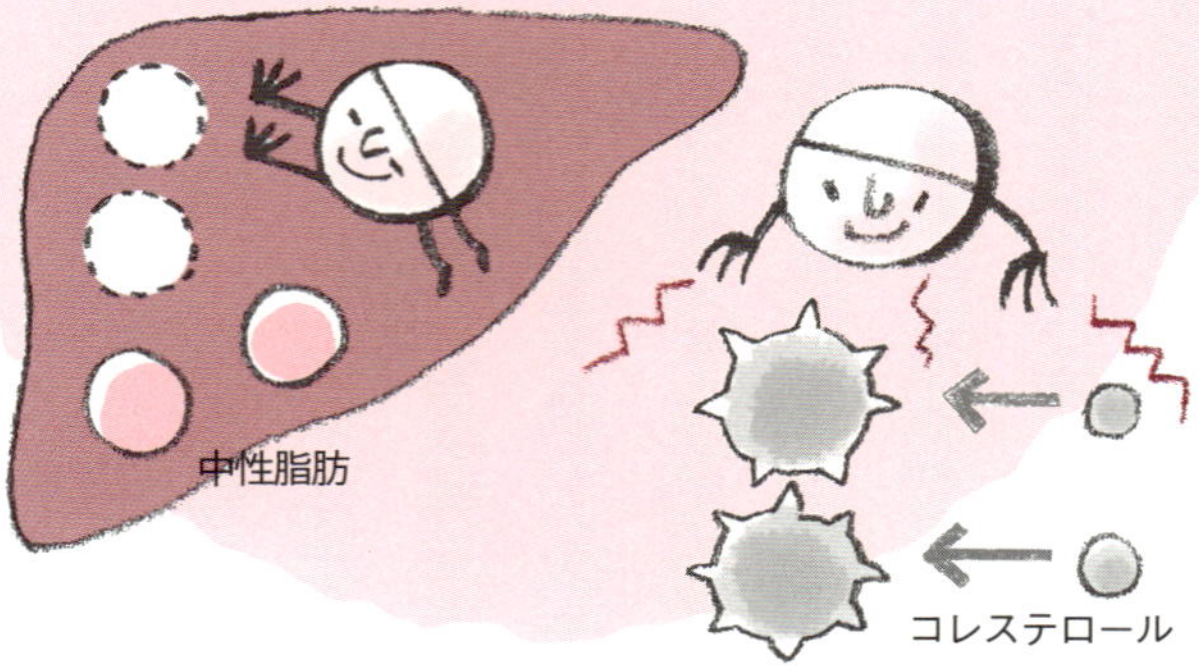

ＬＤＬコレステロール値はそれほど高くないものの、中性脂肪値が高い、という人に適しているのが、フィブラート系薬剤です。

フィブラート系薬剤には、肝臓での中性脂肪の合成を抑える作用があります。中性脂肪はＶＬＤＬというリポたんぱくにより運ばれますが、フィブラートはＶＬＤＬにある中性脂肪の分解を促進させ、中性脂肪を減らします。また、ＶＬＤＬからＨＤＬの原料となる成分を引き出すため、ＨＤＬコレステロールが増加します。さらに、ＬＤＬのサイズを大きくす

副作用

肝機能障害を起こすことがある

食欲不振や胃部不快感、便秘などの胃腸障害のほか、肝機能障害、発疹や黄疸などの皮膚症状、胆石の形成、スタチン系薬剤との併用による横紋筋融解症など。

注意点

他の薬との併用で効果が強く出すぎることも

のみ合わせによっては、病気を招いたり、効果を強めすぎることがある。スタチン系薬剤と併用すると横紋筋融解症を起こすことがあり、ワルファリンカリウムやスルフォニル尿素薬との併用では効果が強く出すぎる場合がある。

こんなのみ合わせに注意

フィブラート系薬剤

＋ ● スタチン系薬剤 → 横紋筋融解症になる場合がある

＋ ● ワルファリンカリウム
● スルフォニル尿素薬 → 効果が強く出すぎる

ミニ知識

のみ忘れたからといって"まとめのみ"は禁物

2回分まとめてのんだり、服用間隔が短すぎる（3時間以内）と、血中濃度が上がりすぎます。1日1回の薬はその日のうちに、1日2回以上の薬なら次の服用まで4時間は開くよう調整します。種類により異なるため、薬剤師に聞いてみましょう。

る作用があり、超悪玉コレステロールと呼ばれる小型LDLが低下します。

治療では主に中性脂肪値の高い人、HDLコレステロールが低い人に用いられます。

脳梗塞や糖尿病の薬との併用で効果が出すぎることがある

副作用としてもっとも注意したいのはスタチン系薬剤との併用で起こることがある横紋筋融解症《おうもんきんゆうかいしょう》です。また、フィブラート系薬剤は腎臓から排出されるため、腎臓の悪い人には副作用が出やすくおすすめできません。

また、脳梗塞《こうそく》などの予防のために用いられるワルファリンカリウム（血栓を防ぐ作用がある）や、糖尿病治療薬のスルフォニル尿素薬と併用すると、効果が強く出すぎてしまうことがあります。これらの薬を服用している人は、あらかじめ医師に伝えるようにしましょう。

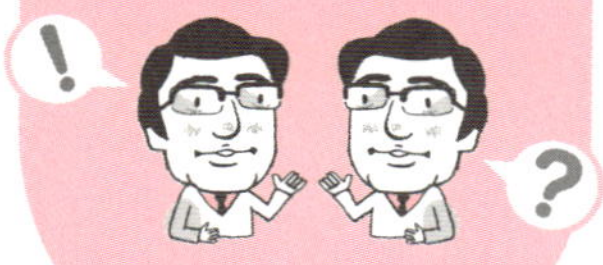

目標値まで下がらない場合は、薬を併用することもある

スタチン系薬剤やフィブラート系薬剤を単独で使用しても血中脂質が目標値まで下がらない場合には、レジンやＥＰＡ製剤など、ほかの薬を併用することがあります。

薬物治療では一般的に、コレステロール値の高い人にはスタチン系薬剤、中性脂肪値の高い人にはフィブラート系薬剤が処方されますが、単独で使っても効果があらわれないと、レジン、ニコチン酸製剤、ＥＰＡ製剤、プロブコールなどを併用することもあります。

レジンはコレステロールを下げる効果があり、フィブラート系薬剤と併用することの多い薬です。ニコチン酸製剤とＥＰＡ製剤は中性脂肪値を下げる効果があり、後者はスタチン系薬剤との併用が多い薬です。プロブコールはコレステロー

スタチン系、フィブラート系以外の高コレステロール治療薬

コレステロールの排出を促す

レジン

コレステロールを原料にして、肝臓では胆汁酸がつくられ排出される（12ページ参照）。胆汁酸の一部は、小腸で再吸収されるが、レジンはこの再吸収を妨げ、排出を促す作用がある。LDLコレステロールが減少する。

注意点

中性脂肪を増やすことがあり、中性脂肪値の高い人には適さない。

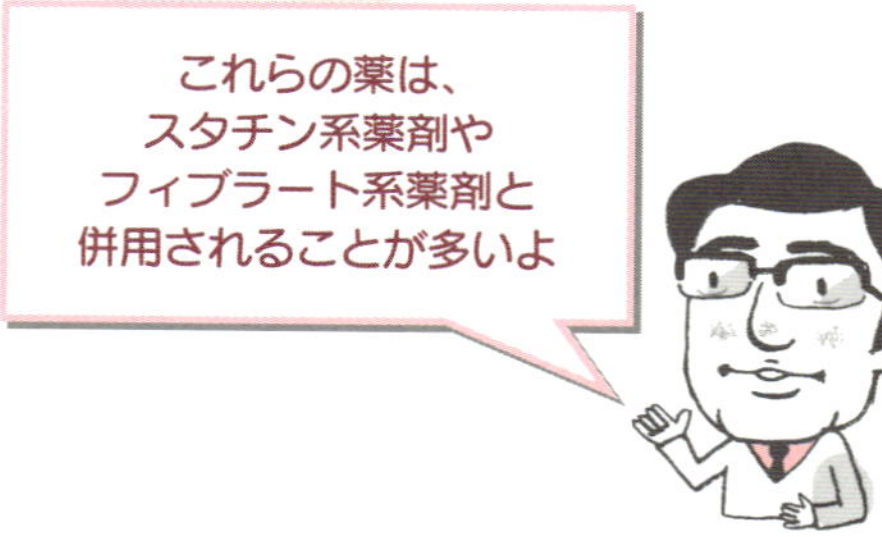
これらの薬は、
スタチン系薬剤や
フィブラート系薬剤と
併用されることが多いよ

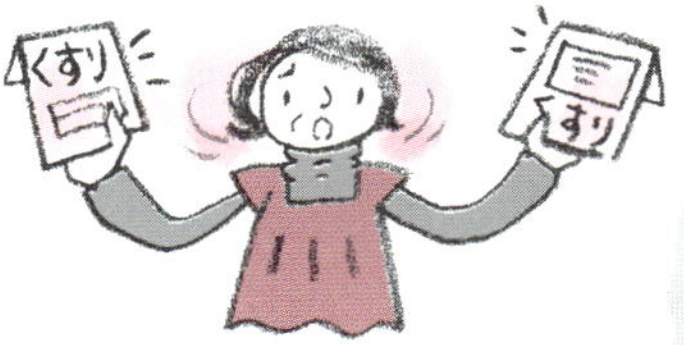

中性脂肪値を減らす

EPA製剤

魚の脂に多く含まれるEPA（エイコサペンタエン酸）が主成分。中性脂肪値を下げたり、血栓ができるのを防ぐ作用がある。作用自体はそれほど強くはない。

注意点

出血が止まりにくくなったり、胃腸障害、肝機能障害などの副作用が出ることがある。

中性脂肪の合成を抑える

ニコチン酸製剤

作用はフィブラート系薬剤と似ている。肝臓での中性脂肪の合成を抑えることで、VLDLとLDLを減らす効果が期待できる。糖尿病を悪化させる可能性がある。

注意点

スタチン系薬剤との併用で、横紋筋《おうもんきん》融解症《ゆうかいしょう》を起こす場合がある。顔にかゆみをともなう赤みが出ることも。

総コレステロール値を低下させる

プロブコール

抗酸化物質で、コレステロール値を低下させる作用がある。コレステロール値が高いことによってできる黄色腫（35ページ参照）を小さくする効果が認められている。

注意点

HDLを低下させるため、最近は使用される機会が減ってきている。

ル値を下げますが、同時にＨＤＬを減らす作用も持っています。

どの薬を処方されるかは重症度で決まるわけではない

さまざまな薬がありますが、治療にどの薬を使うか、薬を併用するかどうかは、病気の重症度によって決まるわけではありません。まずは、どの脂質の数値が高いかをみて、その数値を効果的に下げるための薬が選ばれます。

ミニ知識

数値が下がってきても、勝手に使用をやめてはいけない

高脂血症の治療で処方される薬は、病気を〝治す〟のではなく、血中脂質をコントロールするためのものです。血液検査で数値が改善されたように見えても、服用をやめたら数値がもとに戻ってしまう場合もあります。

自分の判断で使用をやめたりせず、医師の指示にしたがって、服用を続けるようにしましょう。

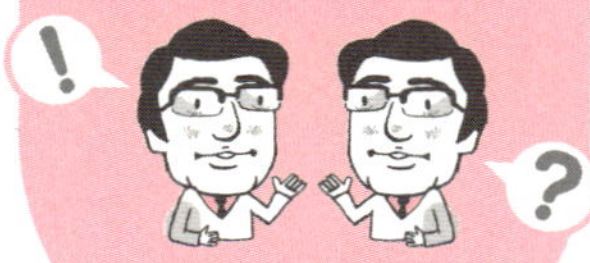

薬の効果と副作用は定期的にチェックする

薬物治療を始めたら、定期的に検査を受けます。これは、薬の効果や副作用の有無を調べるためで、血中脂質をコントロールしていくためには欠かせません。必ず受けるようにしましょう。

定期的に検査を受け 薬が合っているか調べる

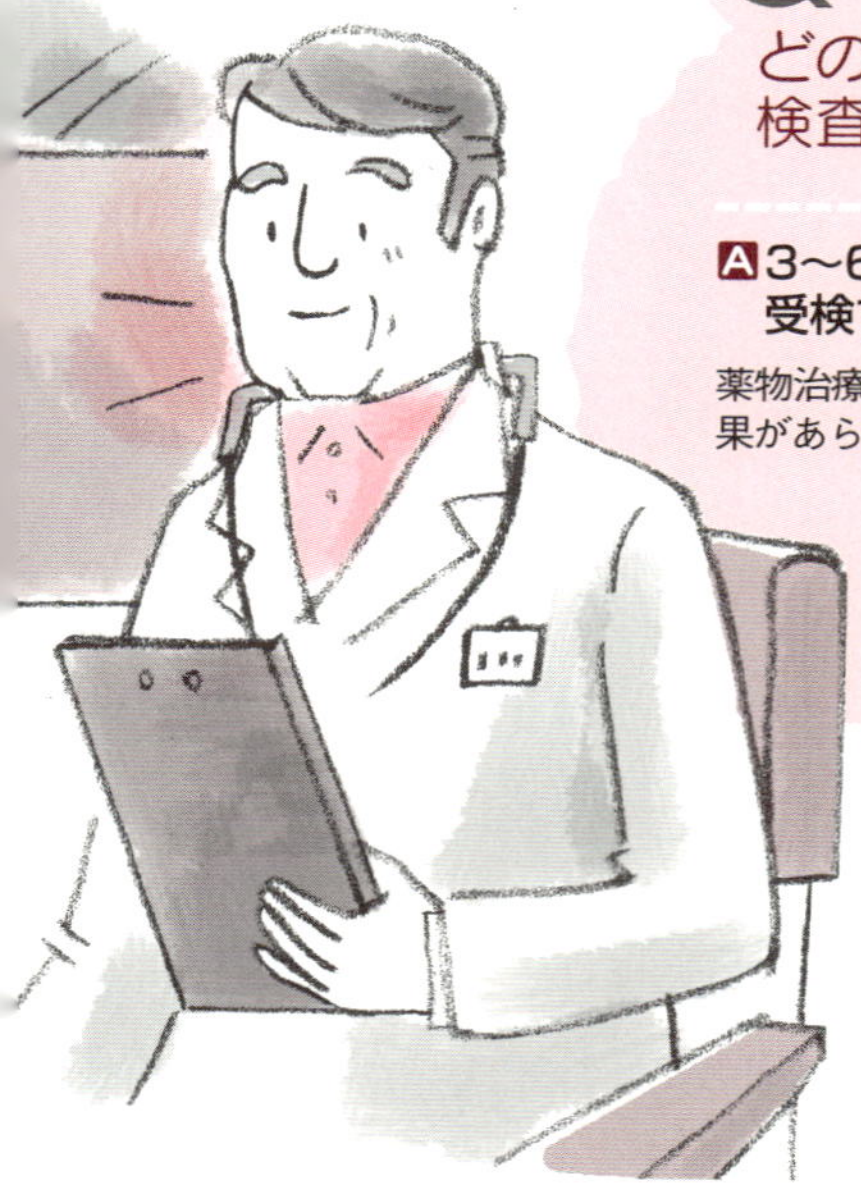

Q どのくらいの頻度で検査を受けるべき？

A 3～6ヵ月に1度は受検する

薬物治療を始めたら、まずは効果があらわれる約1ヵ月後に検査を受ける。その後は、医師と相談のうえ、3～6ヵ月に1度は受検するようにしよう。

薬の効果があらわれるのは、服用を始めてから約1ヵ月後。その頃に最初の検査を受け、「薬の効果があらわれているかどうか」「副作用が出ていないかどうか」などを調べます。

検査で効果が確認されると、そのまま治療が続けられますが、効果がなかったり副作用が出た場合は、薬を替えたり併用するといったことが検討されます。

お年寄りの場合、薬に対する反応が変わることもある

最初の検査を受けたあとも、3～6ヵ月に1回は、定期的に検査を受けるよう

Q どんな検査をする？

A 肝機能や腎機能、CPK値をチェックする

血中脂質のほか、肝機能や腎機能、CPK値（CPK〈クレアチン・フォスフォキナーゼ〉は、筋肉に障害が起こると血液中にみられるようになる。高い場合は横紋筋融解症が疑われる）を調べる。

Q 検査では何を伝える？

A アレルギー、筋肉痛などの症状があれば申し出る

薬の服用によって、アレルギーや副作用が出る場合がある。横《おう》紋筋融解症《もんきんゆうかいしょう》の症状である筋肉痛をはじめ、気になる症状があれば医師に伝えよう。

Q 薬を替えることもある？

A 効き目がなければ検討される

検査の結果、薬があまり効いていないと判断された場合、薬を替えたり、ほかの薬との併用に切り替えることもある。

Q 検査では何をみる？

A 薬の効果と副作用、生活改善の進み具合も確認される

定期検査では、主に薬の効果と副作用の有無をみる。また、食事療法や運動療法がしっかり行われているかも確認される。

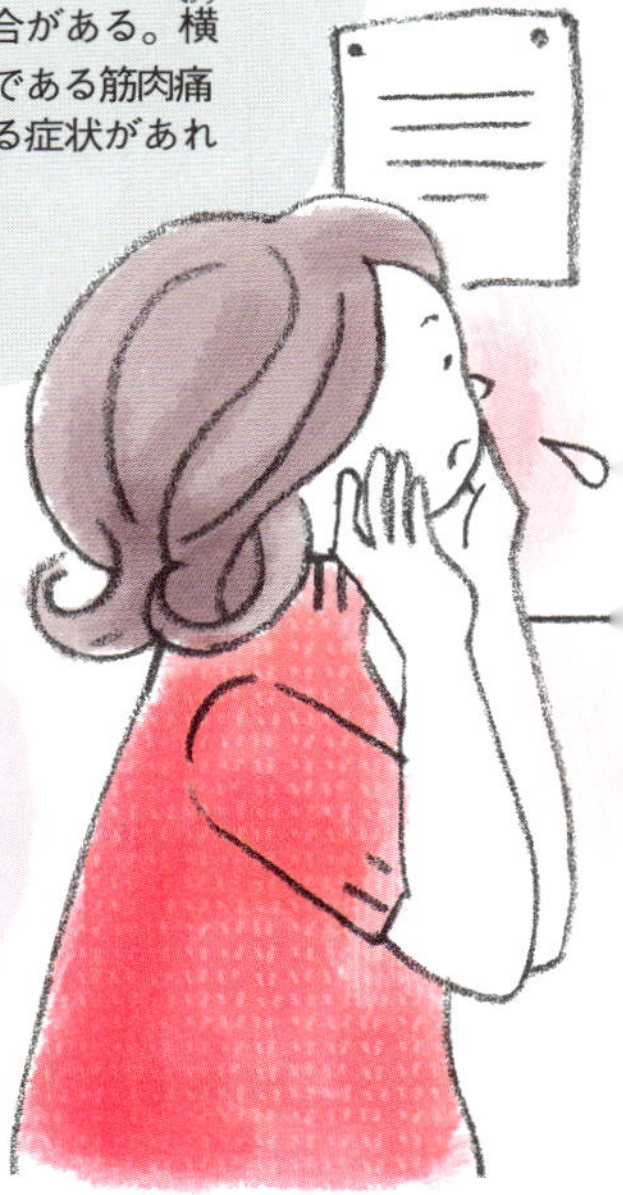

にしてください。

特にお年寄りの場合、腎臓や肝臓の機能が低下したり、薬に対する反応が変わったりすることがあります。次の検査前でも、気になる症状があればただちに受検しましょう。

また女性で、薬の服用中に妊娠がわかった場合は、すぐに医師に伝えます。通常は服用を中止し、出産後に服用を再開するかどうか決めることになります。

ミニ知識

「お薬手帳」でのみ忘れや危険なのみ合わせを防ぐ

薬局などで市販されている「お薬手帳」は、薬を処方されるときに提出し、薬の詳細（下記）を書いてもらうもの。

のみ忘れや、危険なのみ合わせを避けるのに便利です。

- 服用中の薬の名前
- 効果
- のむ時間・量

Column

処方されたものが どんな薬か知っておこう

処方された薬の商品名と一般名を確認し、
どんな効き目を持つ薬かを知っておこう。

■高脂血症の治療に使われる主な薬一覧

	一般名	商品名
スタチン系薬剤	プラバスタチン	メバロチン
	シンバスタチン	リポバス
	フルバスタチン	ローコール
	アトルバスタチン	リピトール
	ピタバスタチン	リバロ
	ロスバスタチン	申請中
フィブラート系薬剤	クリノフィブラート	リポクリン
	ベザフィブラート	ベザトールSR、ベザリップ
	フェノフィブラート	リピディル
プロブコール	プロブコール	シンレスタール
	プロブコール	ロレルコ
EPA製剤	イコサペント酸エチル	エパデール
ニコチン酸製剤	ニコチン酸トコフェロール	ユベラニコチネート、ユベラN
	ニコモール	コレキサミン
	ニセリトロール	ペリシット
レジン	コレスチラミン	クエストラン
	コレスチミド	コレバイン

第6章

高コレステロールが病気を招く

数値が高いまま放っておくと、
さまざまな疾患につながります。
目立った症状がないだけに、
手遅れにならないよう注意が必要です。

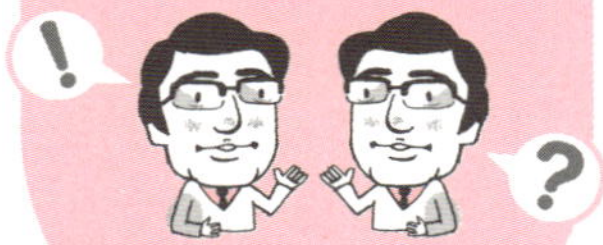

高コレステロールによる動脈硬化が、さまざまな病気を引き起こす

コレステロール値が高い状態が続くと、動脈硬化が進むことで、全身にさまざまな病気が起こります。なかには、脳梗塞《こうそく》や心筋梗塞のように、命にかかわるものもあります。

日本人の死因のトップ3は、がん、心疾患（心筋梗塞）、脳疾患（脳卒中・脳梗塞）です。このうち、がんを除く2疾患は、動脈硬化が原因で起こります。この動脈硬化を引き起こすのが、高コレステロール血症なのです。

どこに動脈硬化が起こるかで病気も異なる

動脈硬化とは、血管壁が硬くなって、血管が狭くなった状態をいい、血管壁の状態により、「アテローム（粥状《じゅくじょう》）硬化」「メンケベルグ型動脈硬化」「細小動脈硬化」の3タイプに分けられます。

心臓から脳、下肢まで、硬化はあらゆる部位に起こる

大動脈に起こると…

大動脈瘤

胸部や腹部の大動脈に起こると、血管壁が瘤《こぶ》のようにふくらむ。これを大動脈瘤といい、破裂すると命にかかわることもある。メンケベルグ型動脈硬化が原因となることが多い。

→122ページへ

冠動脈に起こると…

狭心症・心筋梗塞

心臓を取り巻いている冠動脈に動脈硬化が起こると、心臓の筋肉（心筋）に酸素が行き届かなくなり、狭心症になる。硬化が進み血栓ができて血管が詰まると、心筋梗塞になる。

→118ページへ

脳内動脈に起こると…

脳梗塞

脳の動脈に硬化が起き、血栓ができて血管が詰まると、血流が途絶えて、脳細胞が壊死《えし》してしまう。これを脳梗塞といい、脳の機能に障害が出ることもある。

➜120ページへ

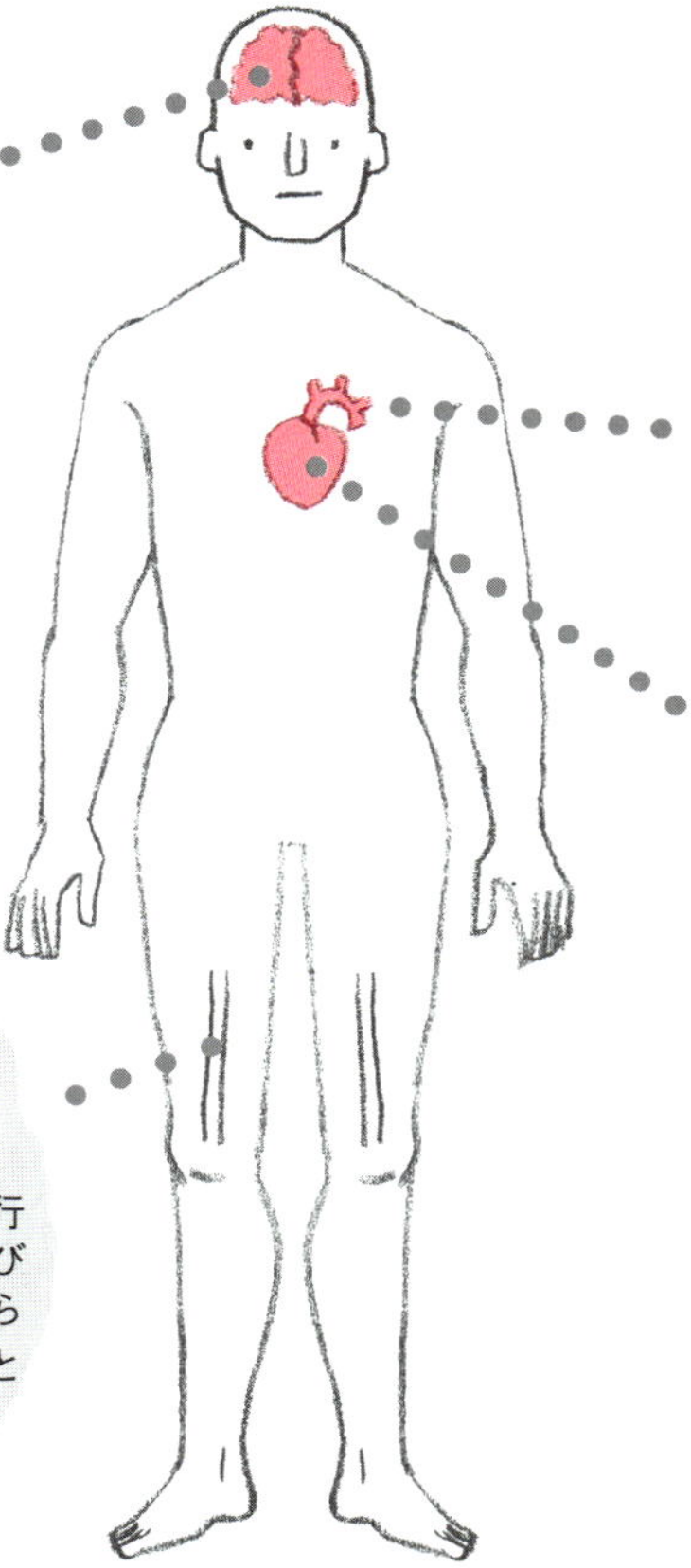

末梢動脈に起こると…

閉塞性動脈硬化症

下肢の動脈に硬化が起こると、血行不良になることで、足の冷え、しびれ、歩行時の痛みなどの症状があらわれる。これを閉塞性《へいそくせい》動脈硬化症という。

➜124ページへ

アテローム硬化は、血管壁の内膜にコレステロールなどがたまり、血管の内腔《ないくう》が狭くなるもの。大動脈に起こりやすく、動脈硬化の多くはこのタイプです。メンケベルグ型動脈硬化は、血管壁の中膜に石灰がたまるなどして破れやすくなるもので、中くらいの太さの動脈に発生します。細小動脈硬化は、血管壁全体が硬くなったりもろくなったりするもので、脳や腎臓などの細い動脈に起こります。

　全身のどの動脈に硬化が発生するかにより、上記のようなさまざまな病気が起こります。

ミニ知識

動脈硬化には自覚症状がない

動脈硬化には、自覚症状はありません。突然、狭心症や心筋梗塞などの病気としてあらわれるのです。体調などに異常がなくても、普段から脂質の値に気をつけておくといいでしょう。

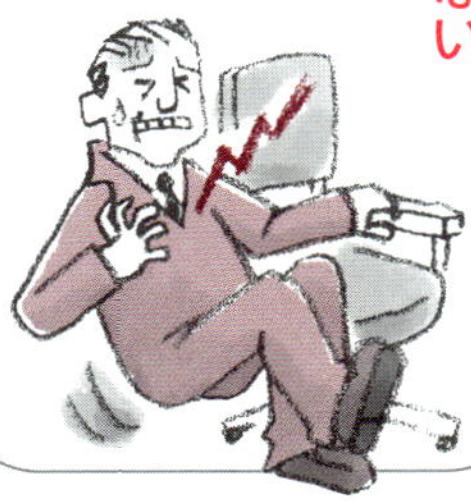

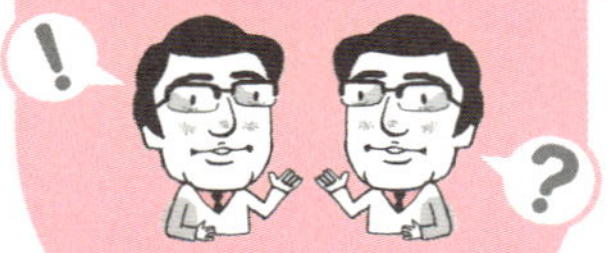

ほかの病気や生活習慣の乱れが、動脈硬化のリスクを高める

高コレステロール血症の人は、動脈硬化になりやすいことがわかっています。それに加えて、高血圧や糖尿病、痛風《つうふう》などのほかの病気があると、動脈硬化はさらに進行しやすくなります。

ほかの病気を持っている場合は注意が必要

Check!

□高脂血症

動脈硬化の危険因子のなかでも、特に影響が大きいのが高脂血症。なかでも高コレステロール血症の人は、リスクが高い。

Check!

□高血圧

血管壁にたえず強い力が加わっているため、血管壁が傷つきやすくなっている。その傷にコレステロールが入り込むため、動脈硬化が起こりやすくなる。

高血圧の基準値

収縮期血圧…140mmHg以下

拡張期血圧…90mmHg以下

どちらかの血圧が基準値を超えると、高血圧と診断される

高脂血症は動脈硬化の危険因子のひとつですが、なかでも高コレステロール血症は、動脈硬化の発生に直接的にかかわっています。

この高コレステロール血症に加えて、高血圧、糖尿病、痛風などの病気があると、動脈硬化はより進行しやすくなります。コレステロール値の高い人は、血圧や血糖値、尿酸値もチェックして、高いようなら改善しましょう。また、偏った食生活や運動不足など生活習慣の乱れも、動脈硬化を引き起こす原因です。思い当たることがあれば、改善が必要です。

Check!

□高尿酸血症・痛風

血中に尿酸がたまると、結晶化した尿酸が足などに炎症を起こす。これを痛風という。痛風は生活習慣が原因となることが多く、高脂血症や高血圧と合併しやすい。

高尿酸血症の基準値

7.0mg/dl以上

尿酸値が7.0mg/dlを上回ると、高尿酸血症と診断される

Check!

□糖尿病

血中の血糖が増える糖尿病は、血管への負担が大きく、血圧が上がりやすい。また、高脂血症と合併していることが多く、心筋梗塞《こうそく》や脳梗塞を発症しやすい。

糖尿病の基準値

空腹時血糖値110mg/dl未満

2時間値140mg/dl未満

基準値を超えると、境界型もしくは糖尿型と診断される

Check!

□肥 満

特に内臓脂肪型肥満（38ページ参照）は、リスクが高い

Check!

□運動不足

運動不足は、肥満、高脂血症、糖尿病などを招きやすい

Check!

□食生活

食べすぎや、脂肪分・糖分の多い食事はコレステロールを増やす

Check!

□喫 煙

喫煙により活性酸素が増え、動脈硬化が促進される（28ページ参照）

Check!

□アルコール過多

過度の飲酒は、高脂血症、肥満、糖尿病などを引き起こす

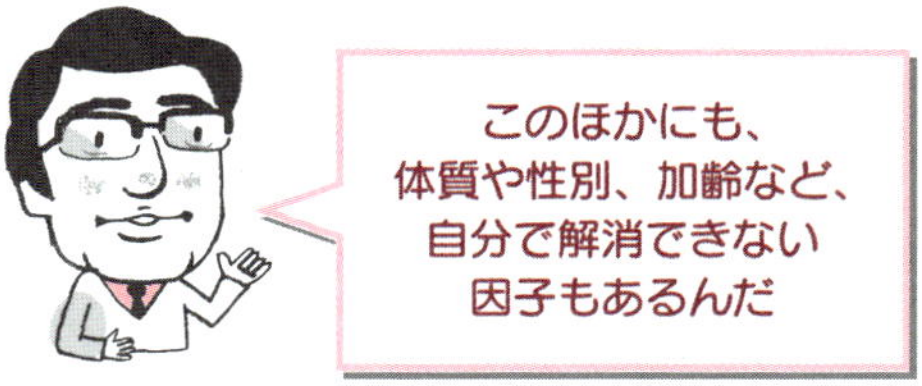
このほかにも、
体質や性別、加齢など、
自分で解消できない
因子もあるんだ

Check!

□ストレス

ストレスはコレステロール値や血圧上昇の原因に（30ページ参照）

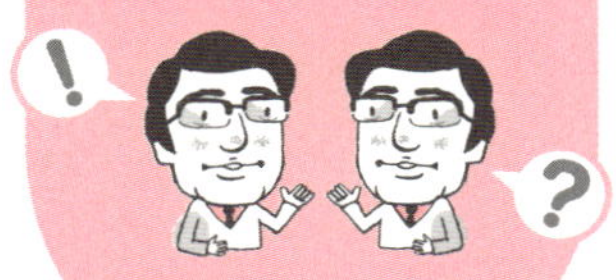

血圧測定や超音波検査で動脈硬化の進行具合がわかる

コレステロール値や中性脂肪値が高いと診断されたら、動脈硬化の危険因子を持っているかどうかを調べます。そのうえで動脈硬化が疑われる場合には、より詳しい検査が必要になります。

高脂血症があり、動脈硬化が疑われる場合は、たとえ自覚症状がなくても、さらに詳しい検査を受ける必要があります。動脈硬化は、症状が出た段階ではすでにかなり進行しているため、無症状のうちに進行を食い止めることが病気の予防につながるのです。

血管そのものを調べる検査と臓器などの異常をみる検査がある

動脈硬化の検査法には、血管そのものを調べる検査と、動脈硬化により臓器などに起こる異常を調べる検査があります。血管を検査する方法としては、ＣＴ

動脈硬化の程度を調べる主な検査方法

血圧測定

血管に狭くなっている部分があると、血圧に異常があらわれる。ABIが正常値以下の場合、閉塞性《へいそくせい》動脈硬化症が疑われる。

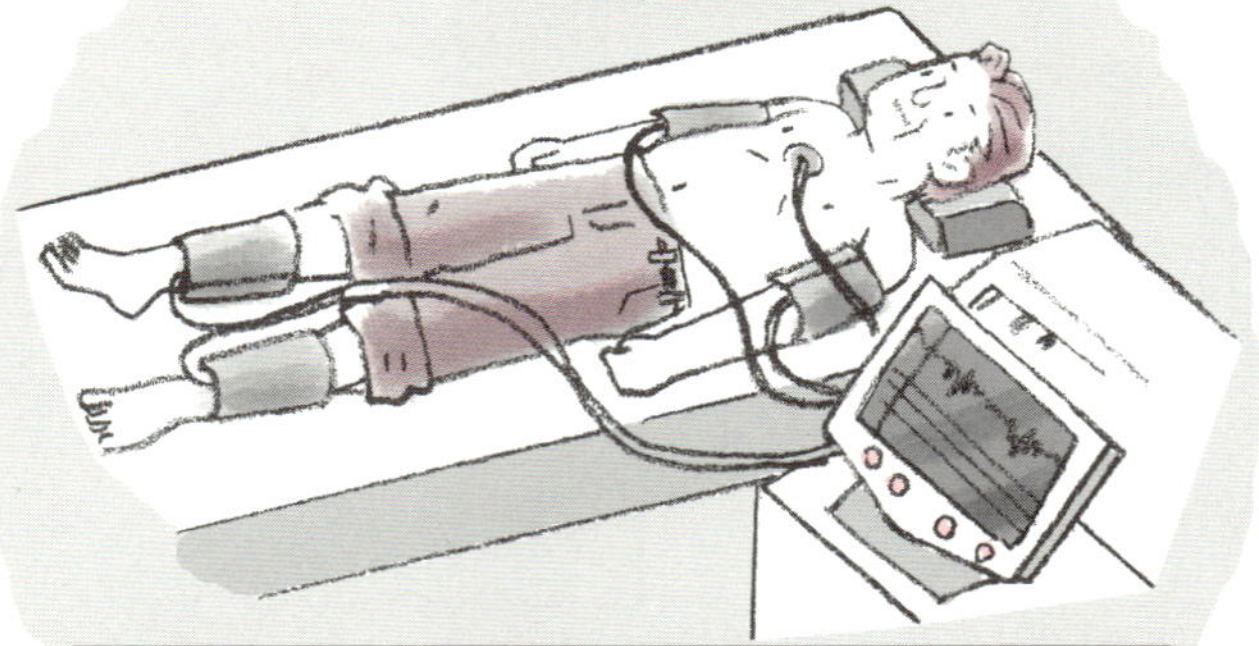

●ABI

ABI=下肢の血圧÷上肢の血圧。通常は上肢より下肢の血圧が高く、正常値は0.9〜1.3。下肢の動脈に狭窄があると、0.9未満になる。

●PWV

血圧が伝わる速度を測定する検査。動脈硬化で血管が硬くなっていると速くなるため、PWV（脈波伝搬速度）値は大きくなる。

心電図検査

主に動脈硬化によって起こる狭心症の兆候を調べるために行われる。

●ホルター心電図

24時間連続して心電図を記録できる携帯型の機器。受診時に短時間でおこなう心電図では見逃されやすい異変も記録できる。

●運動負荷試験

階段の上り下りや自転車こぎなどの運動を負荷することで、安静時には出にくい狭心症の兆候を調べる検査。

超音波検査

頸《けい》動脈（首にある動脈。脳につながっている）の硬化の状態を調べる。全身の血管の状態を推測することもできる。

CT・MRI検査

脳動脈や腹部大動脈などの状態を画像に映し出し、狭くなっているところがないか確認する。

眼底検査

眼底写真で網膜を撮影し、血管の状態を直接見ることで、動脈硬化の進み具合や、脳での出血がないかどうかを調べる。

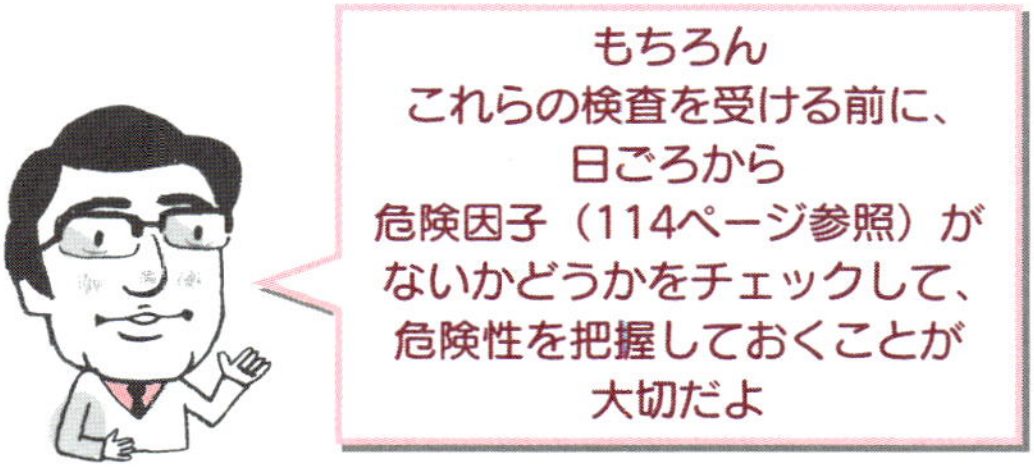
もちろん
これらの検査を受ける前に、
日ごろから
危険因子（114ページ参照）が
ないかどうかをチェックして、
危険性を把握しておくことが
大切だよ

やMRI、超音波検査など、画像診断が一般的です。異常を調べる検査としては、血圧測定や心電図検査などがあります。

検査を行い、すでに臓器に障害が起きていることがわかった場合は、今後の治療法を決めるために精密検査が行われます。

ミニ知識

治療が確定した場合、血管造影検査を受けることも

治療が必要と確定した場合、血管造影検査が行われることもあります。動脈に造影剤を注入してエックス線撮影し、動脈の形に左図のような異常がないかを調べることができます。

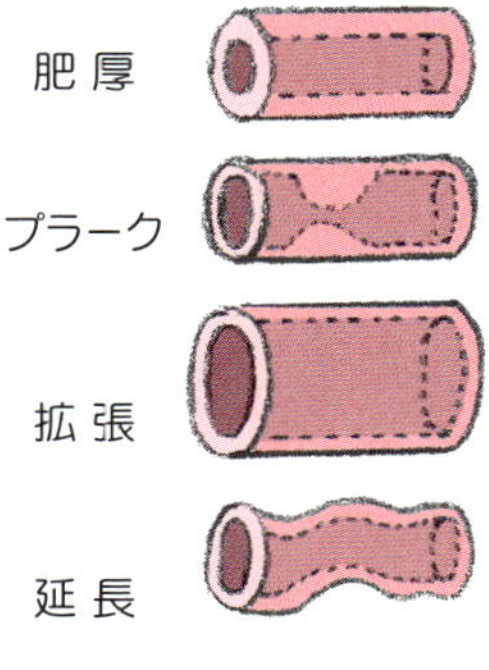
肥厚
プラーク
拡張
延長

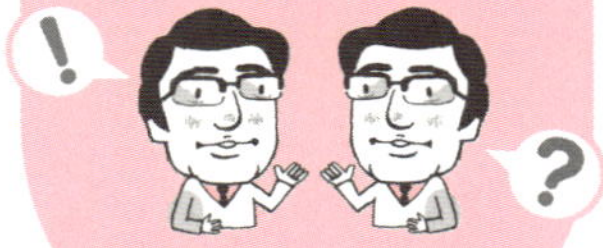

心筋への血流が悪くなることで、狭心症や心筋梗塞が起こる

心臓を取り巻く血管に動脈硬化が起こった場合、狭心症や心筋梗塞《こうそく》を引き起こすことがあります。なかでも心筋梗塞は、突然死につながることもあるため、早急な対処が必要です。

心臓を取り巻く動脈が狭くなり心筋が機能しなくなる

心筋に酸素や栄養を供給している冠動脈に硬化が起こり、内《ない》腔《くう》が狭くなると、心筋への血流が不足して狭心症に。血管が完全に詰まると、その先の心筋が壊死し心筋梗塞となる。

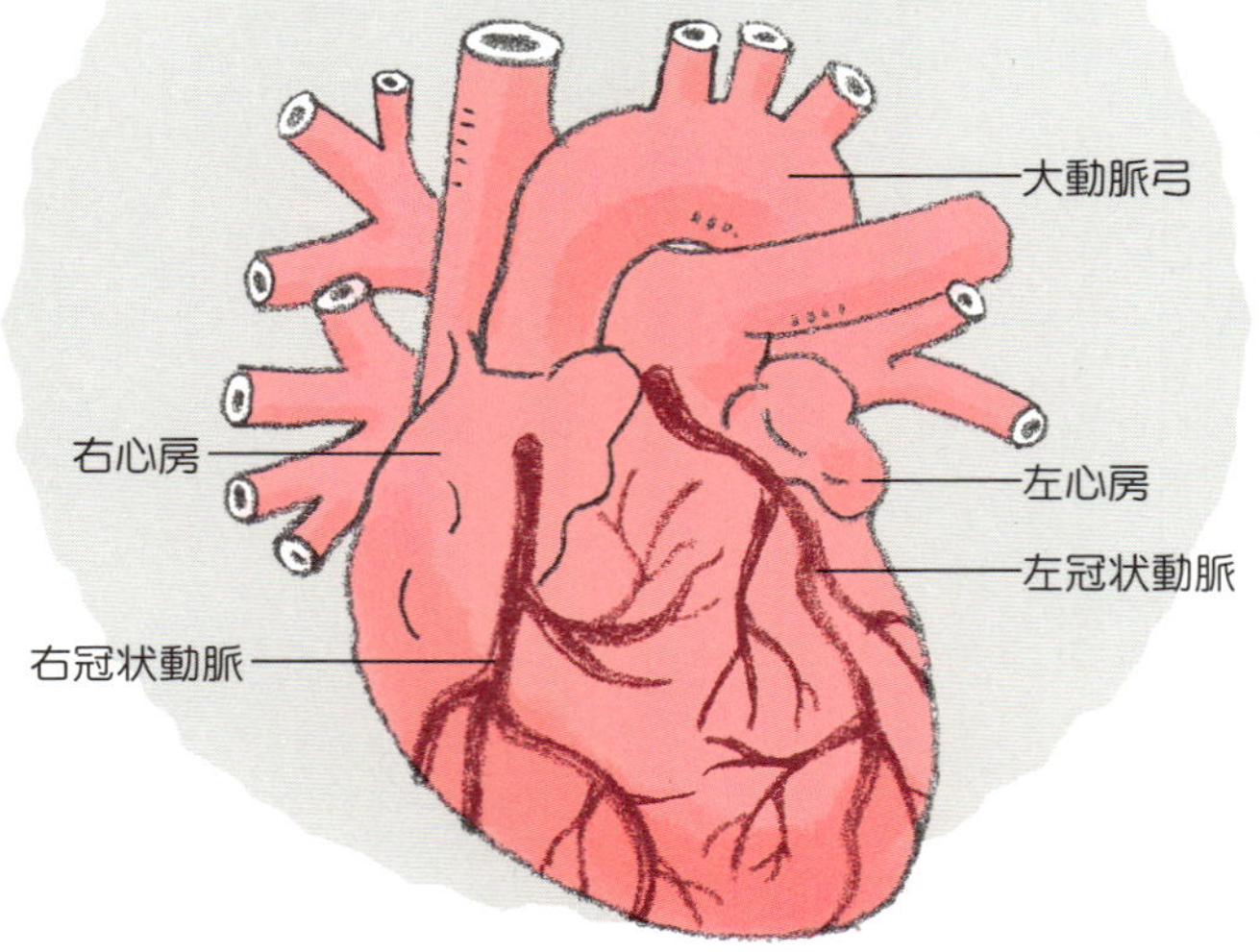
大動脈弓
右心房
左心房
左冠状動脈
右冠状動脈

全身に血液を送り出しているのは心臓ですが、その心臓の筋肉（心筋）も、血液からの酸素補給によって機能が保たれています。

心臓を取り巻く冠動脈に動脈硬化があると、心筋への血流が不足して、呼吸困難や胸痛などが起こります。このように心筋への血流不足が原因で起こる病気を「虚血性心疾患」といい、狭心症と心筋梗塞とに分けられます。

心筋梗塞の発作を起こすと、命にかかわることも多い

狭心症では、冠動脈に狭い部分がある

狭心症

胸の痛みや呼吸困難が起こる

階段の上り下りで息苦しくなる、走るとすぐ息がきれる、といった症状で気づくことが多い。そのほか、胸の圧迫感や締めつけられるような痛みがあったり、肩や背中がひどくこるなどの症状もある。

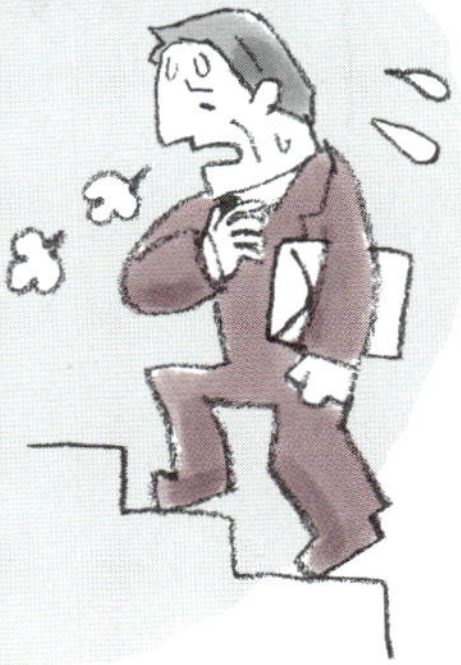

治療法

ニトログリセリンの舌下錠により発作は治まる。そのほか、血管を拡げる薬や心筋の収縮を抑える薬なども用いられる。血管の狭くなった部分を拡げたり、バイパス（迂回路）をつくる手術が行われることもある。

心筋梗塞

激しい胸痛が続く

えぐられるような激しい胸の痛みが特徴。胸痛発作は15分以上続く。脈が乱れ、冷や汗が出たり、呼吸困難から意識不明に陥ることもある。

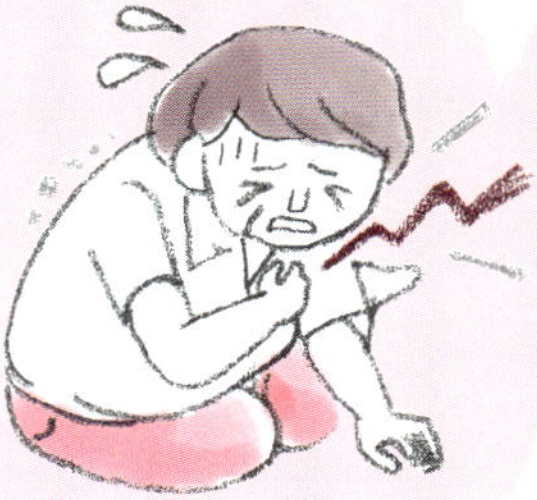

治療法

一刻も早く治療を受けることが、生命や後遺症の有無にかかわってくる。手術では、血管の狭くなったところを拡げたり、ステントという金属を留置して血流を再開させる方法などがある。

とはいえ、まだ血流が保たれています。胸部に圧迫感や痛みを感じますが、少し休むと症状は治まります。

一方、心筋梗塞になると、血栓によって冠動脈が完全に詰まり、その先に血液が流れなくなるため、心筋の細胞が壊死《えし》します。壊死の範囲が広くなると、心臓は機能を果たせなくなります。心筋梗塞を起こすと、2時間以内に半数以上の人が命を落とすといわれています。

ミニ知識

発作で倒れた人がいたら、AEDを探す

心臓発作で心停止した場合、停止から3分以内に処置を行うことで、救命率が上がるといわれています。外で発作を起こした人がいたら、AED（自動体外除細動器）を探しましょう。心臓に電気ショックを与えて拍動を促す機器で、駅など多くの公共機関に設置されており、一般人の使用も認められています。

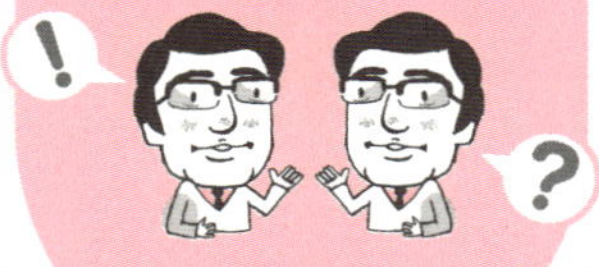

脳への血流が不足すると、脳梗塞が起こる

脳梗塞《こうそく》も、心筋梗塞と同じように命にかかわる病気です。一命をとりとめたとしても、言語障害やまひなどの後遺症が残ることもあります。前兆となる症状を見逃さないようにしましょう。

脳の動脈が詰まることで、その先の細胞が壊死する

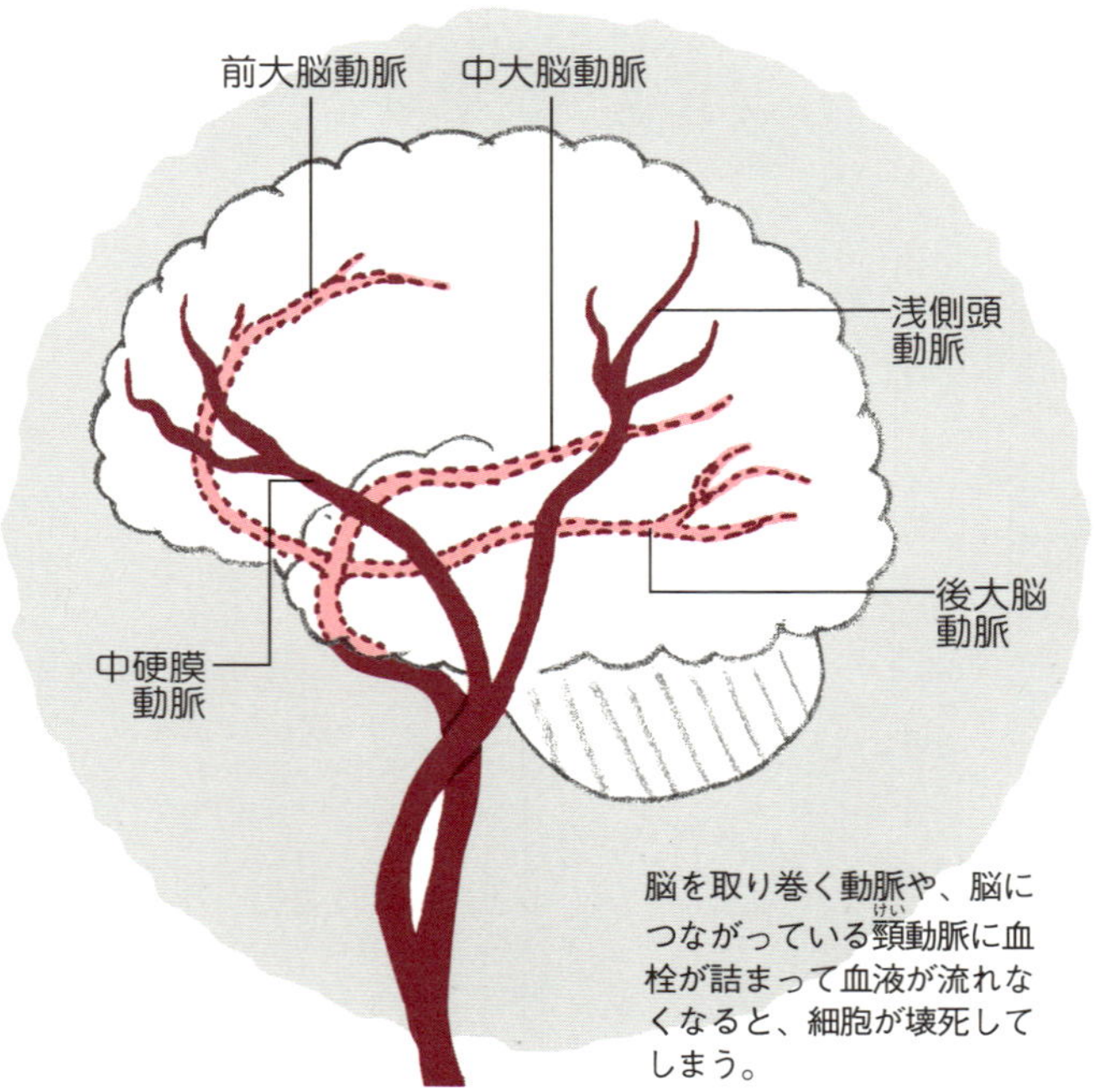
前大脳動脈
中大脳動脈
浅側頭動脈
後大脳動脈
中硬膜動脈

脳を取り巻く動脈や、脳につながっている頸《けい》動脈に血栓が詰まって血液が流れなくなると、細胞が壊死してしまう。

脳の血管が詰まったり破れたりする病気を脳卒中といいます。脳出血とくも膜下出血、脳梗塞の3つがありますが、なかでも動脈硬化が原因で起こる脳梗塞が、近年増えています(左のグラフ参照)。

脳梗塞では、血管が詰まって血流が途絶え、脳細胞の一部が壊死《えし》します。壊死する場所によって言語障害などの後遺症が残ることが多く、壊死が広範囲にわたると命を落とすこともあります。

前ぶれ発作を起こしたら、必ず受診すること

脳梗塞の場合、発作を起こす人の多く

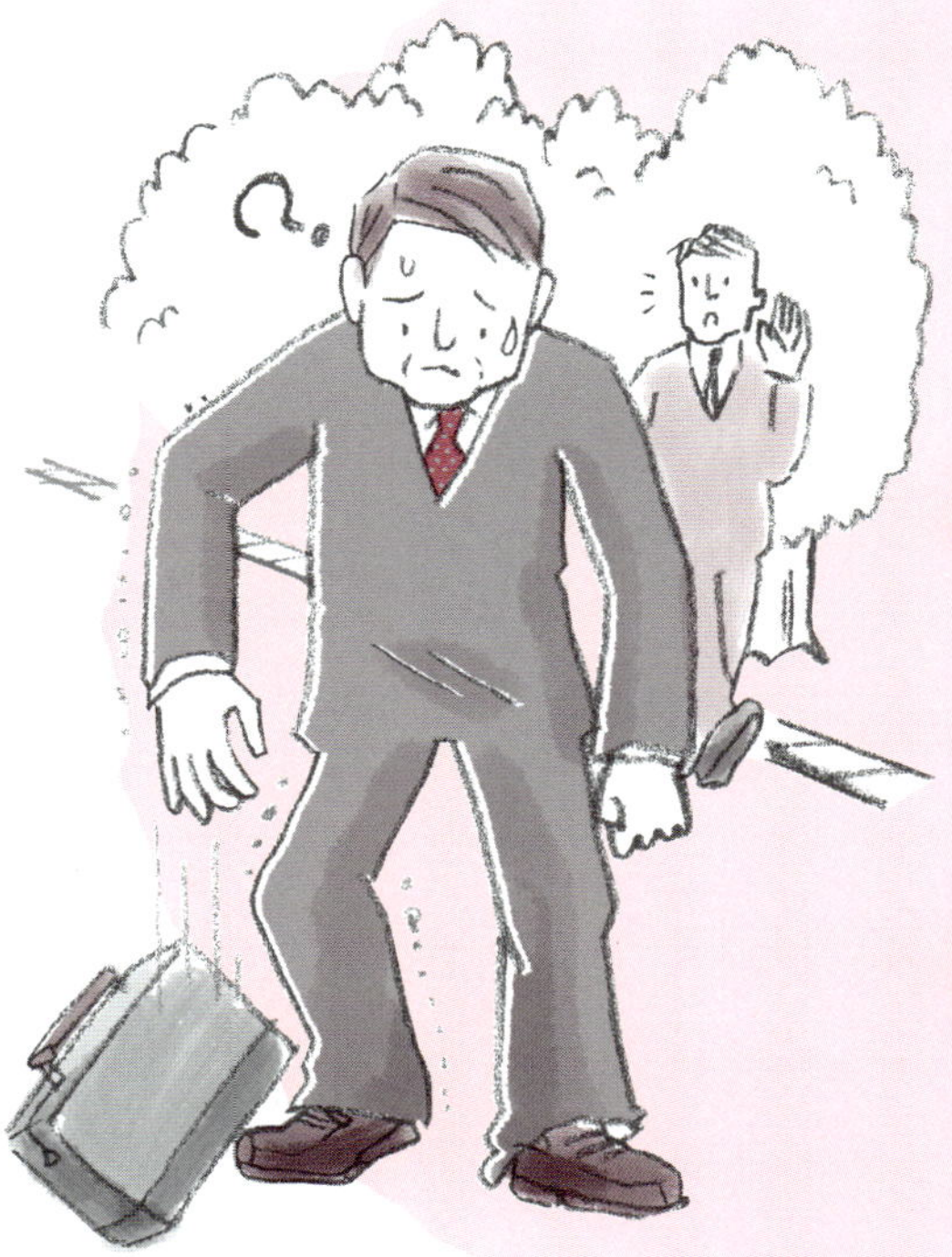

発作前に起こる前ぶれサイン

舌がもつれてうまく話せない、片側の顔や手足がしびれる、足元がふらつく、ものが二重に見える、といった症状が起こる。短時間で消えるが、必ず診断を受ける。

意識を失ったり、後遺症が残る場合もある

本格的な発作では、手足の片側が動かなくなる、ろれつが回らない、意識不明などの症状が起こる。命を落とさないまでも、言語障害やまひなど、後遺症が残るケースが多い。

発作直後は薬で血栓を溶かす

発作直後は、血栓を溶かす薬などが用いられる。病状が安定したら、血栓を予防するための薬物治療を行い、後遺症がある場合は、リハビリテーションに取り組むことになる。

脳出血・脳梗塞による死亡率

厚生労働省「人口動態統計」より

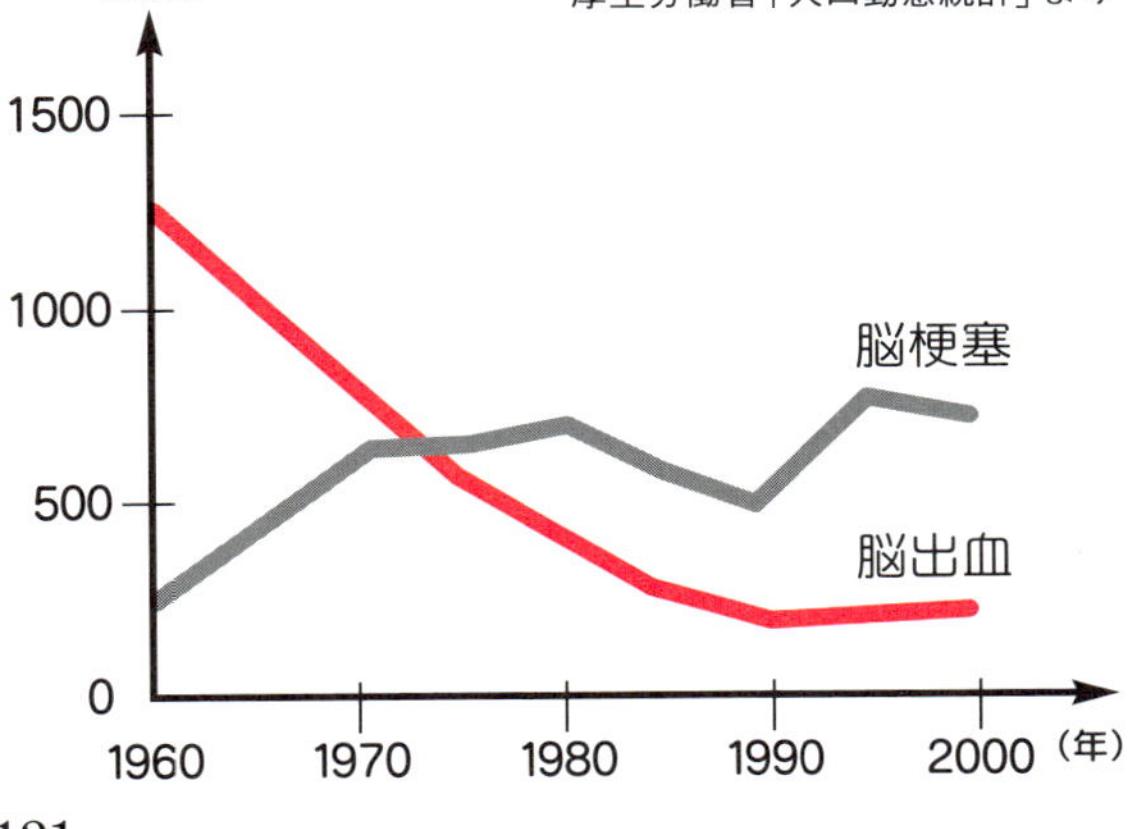

は、それより前に、舌がもつれたり左右どちらかの手足がしびれたりといった〝前ぶれ発作〟を起こしています。前ぶれ発作は、脳の血流が一時的に途絶えることによって起こるもの。通常は短時間で治まりますが、発作を起こしたら、必ず受診するようにしてください。

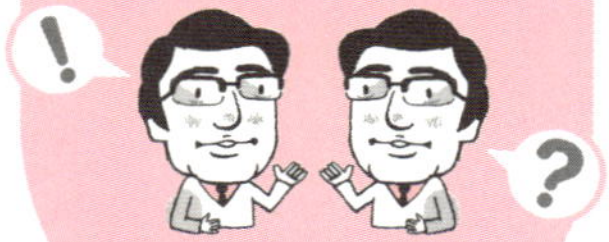
!
?

大動脈に瘤ができると、破裂して命にかかわる場合がある

血管がふくらんで瘤《こぶ》のようになる大動脈瘤は、胸部や腹部の動脈にできやすいものです。かなり大きくなるまで症状はありませんが、破裂すると大出血を起こし、死に至ることがあります。

胸部や腹部の大動脈が瘤のようにふくらみ破裂する

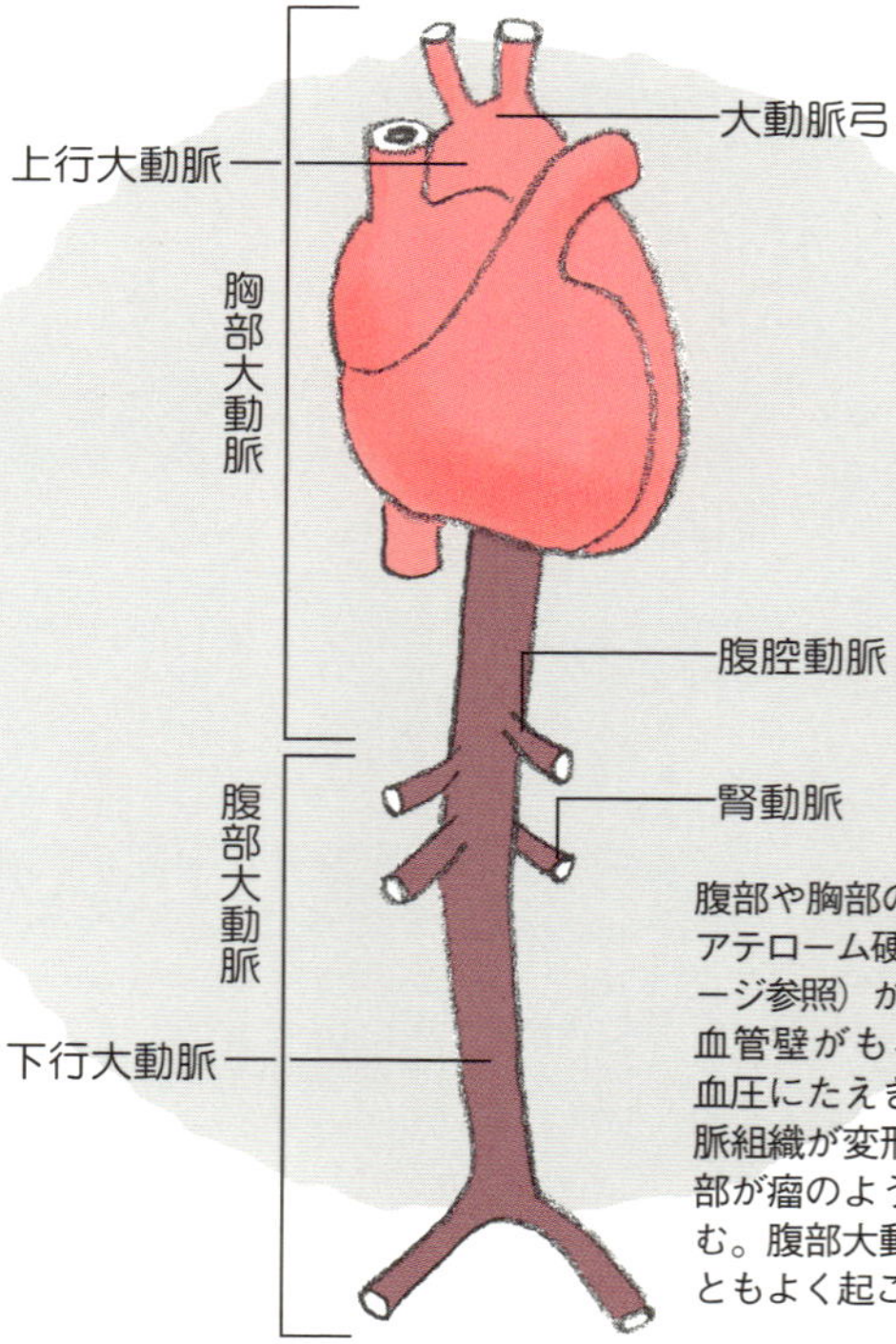
大動脈弓
上行大動脈
胸部大動脈
腹腔動脈
腎動脈
腹部大動脈
下行大動脈

腹部や胸部の大動脈にアテローム硬化（112ページ参照）が起こると、血管壁がもろくなり、血圧にたえきれずに動脈組織が変形して、一部が瘤のようにふくらむ。腹部大動脈にもっともよく起こる。

動脈にアテローム硬化が起こり、血管の一部が瘤のようにふくらんだ状態を大動脈瘤といいます。腹部大動脈や胸部大動脈によく起こります。

大動脈瘤は瘤のでき方により、真性大動脈瘤と解離性大動脈瘤に分けられます。解離性大動脈瘤の場合、破裂すると激しい痛みがあり、大出血を起こして死亡することも少なくありません。

かなり進行するまで自覚症状はほとんどない

瘤ができていても通常は無症状ですが、腹部大動脈の場合は、瘤が大きくな

こんな前ぶれ症状に注意

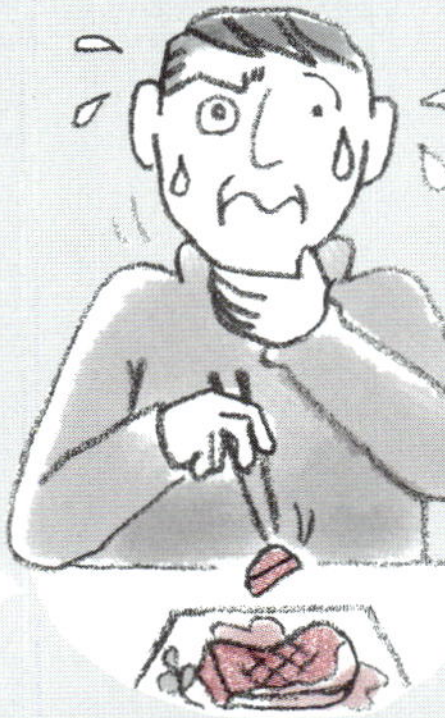

●胸部大動脈瘤の場合

気道が圧迫されることで、胸痛や声がかすれたり、ものが飲み込みにくくなる（嚥下《えんげ》障害）。

●腹部大動脈瘤の場合

脊椎が圧迫されることで、腹痛や腰痛が起こる。

動脈瘤のでき方には2種類ある

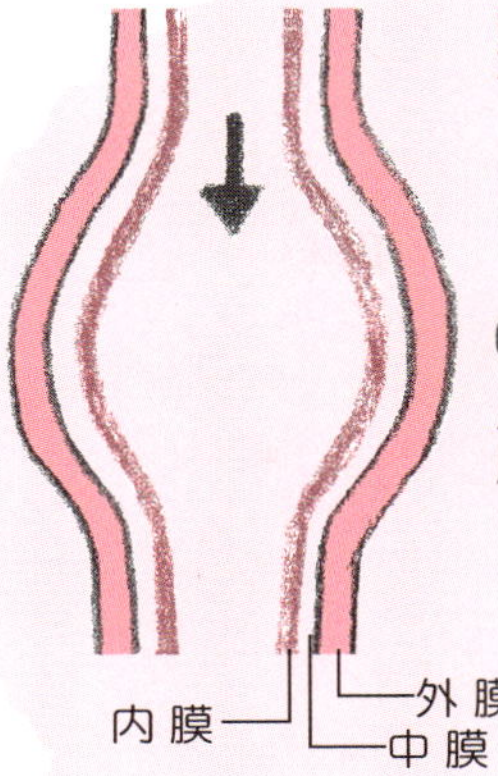

真性大動脈瘤

血管の外膜、中膜、内膜の3層全体がふくらむタイプ。

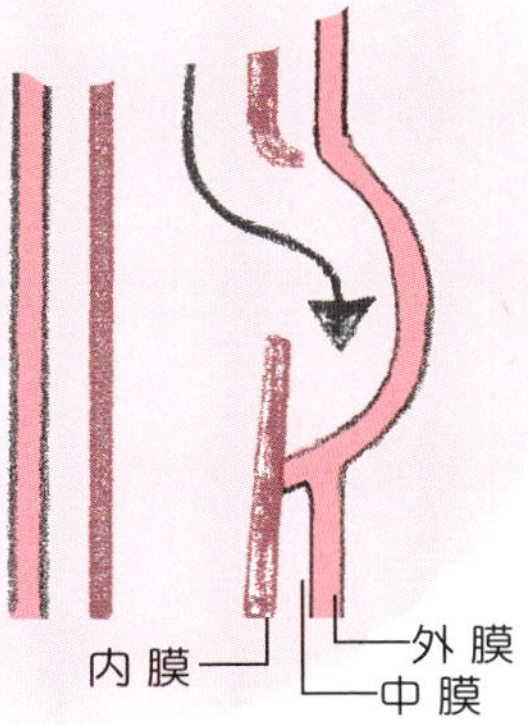

解離性大動脈瘤

血管の内膜が裂けて、中膜に血液が流れ込むタイプ。

ってくると、おへその辺りにある塊として触ってみることができます。

それとともに、さまざまな症状があらわれます。たとえば胸部大動脈の場合は、気道が圧迫されることで痛みがあったり、ものが飲み込みにくくなったりします。これらの症状があらわれたり、瘤が大きくなって破裂するおそれがある場合は、切除手術が行われます。

ミニ知識

40歳代以上の男性で、高血圧や糖尿病の人は要注意

大動脈瘤は40歳代以上の男性に多く、突然死の原因にもなっています。

高脂血症や動脈硬化に加え、高血圧や糖尿病を持っている場合は、発症しやすくなります。

大動脈瘤の危険因子

- 高血圧
- 高脂血症
- 動脈硬化
- 糖尿病
- 喫煙

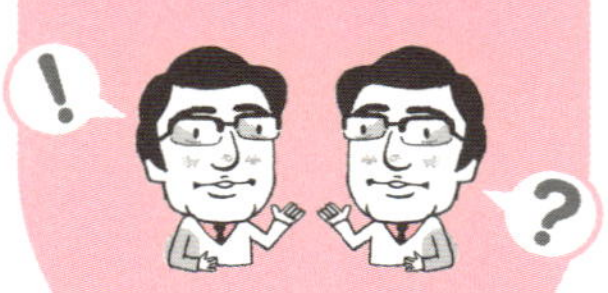

下肢の血流が悪化し、歩行に影響を与えることもある

動脈硬化は、下肢の動脈にも起こります。血管が狭くなったり詰まったりすることで歩行に障害が出たり、足が壊《え》死《し》してしまうこともあります。

長く放置すると足の筋肉の壊死につながる

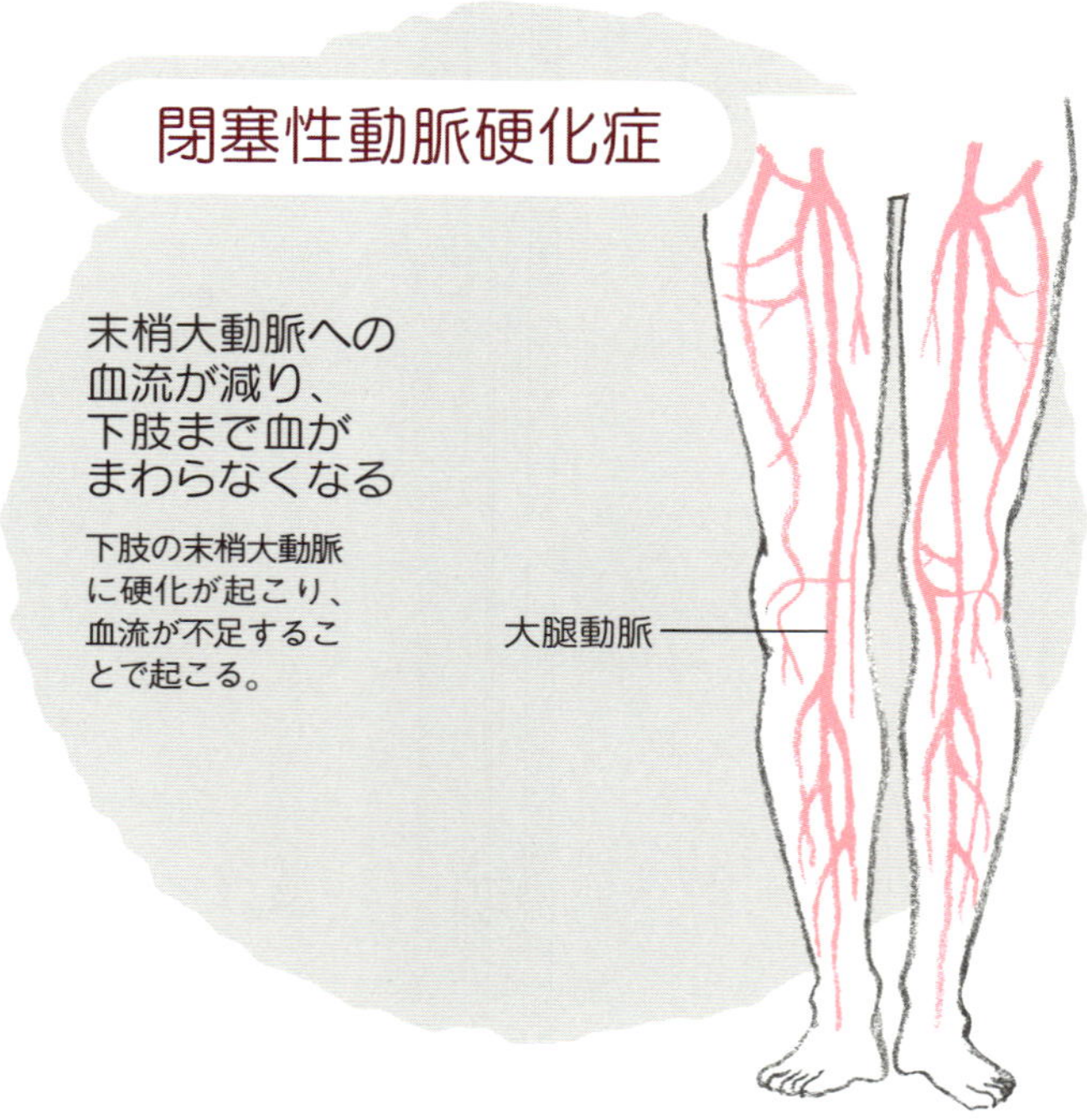
閉塞性動脈硬化症
末梢大動脈への血流が減り、下肢まで血がまわらなくなる
下肢の末梢大動脈に硬化が起こり、血流が不足することで起こる。
大腿動脈

手足の末梢動脈に硬化が起こり、血管が狭くなったり詰まったりすることで、血流が悪化することもあります。これを、閉塞性《へいそくせい》動脈硬化症といい、上肢よりも下肢に多く起こります。

症状は、進行度によって4段階に分かれます。長く放置すると、下肢の筋肉などの組織が壊死し、切断せざるをえなくなるため、早期発見が望まれます。足のしびれや冷感、間歇性《かんけつせい》跛行《はこう》などの症状があらわれたら、すぐに受診してください。

検査法としては、血圧測定でＡＢＩ値（116ページ参照）をみてもらうのが有効

症状は4段階に分けられる

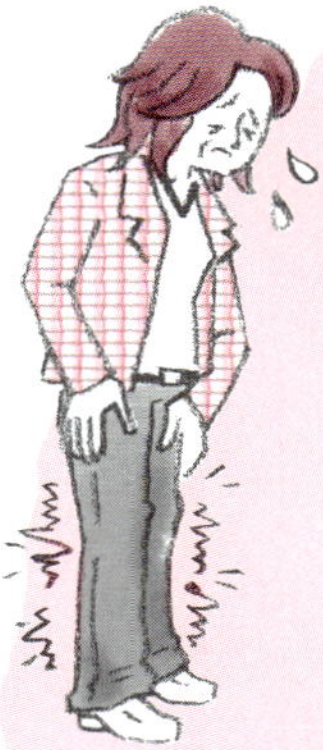

1度 足のしびれや冷感がある

軽い段階では、足にしびれを感じたり、足先が冷たい感じがするなどの症状がみられる。

2度 足の痛みで長く歩き続けられない

少し歩くと下肢が痛くなり、休むと治まるがまた歩き始めると痛み始めるのが、典型的な症状（間歇性跛行）。

3度 安静にしているときも足が痛む

間歇性跛行が進行して、歩行距離が徐々に短くなり、歩かなくても痛みを感じるようになる。

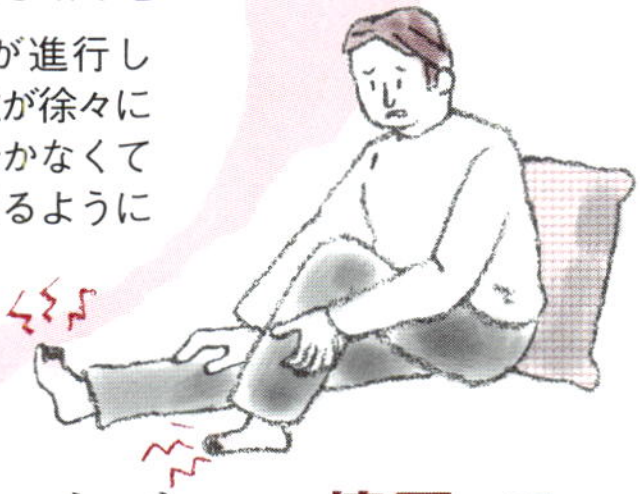

4度 足先の細胞が死んで、黒ずむ

血流不足により、足先の細胞が死んで、組織破壊（壊死）が起こる。切断しなくてはならない場合もある。

です。

下肢の血流が悪化して、壊死してしまう場合もある

また喫煙者に圧倒的に多く起こるのも、この病気の特徴。喫煙の習慣のある人は特に注意してください。

治療では、初期なら、血管を拡げる薬や血栓を防ぐ薬を服用することになります。薬を服用しても症状が改善されないときは、血管の狭くなった部分を拡げたり、バイパスをつくるなどの手術を行います。

ミニ知識

少しずつ運動を続けることで、下肢の血流を改善できる

少しずつでも運動を続けることで、側副血行路（バイパス）が発達し、血流が改善され症状も軽くなります。痛みがひどくならない範囲で、休憩を入れながら歩くようにしましょう。

参考文献

『NHKきょうの健康』（日本放送出版協会）

『からだの地図帳』（講談社）

『健診でコレステロール・中性脂肪が高めですよと言われた人の本』（法研）

『コレステロール・動脈硬化の食事療法』（日本文芸社）

『五訂増補食品成分表2006』（女子栄養大学出版部）

『主婦の友健康ブックス　コレステロールを下げる100のコツ』（主婦の友社）

『新版　中性脂肪とコレステロール　高脂血症を治す』（主婦の友社）

『専門医がやさしく教える　高脂血症・動脈硬化』（PHP研究所）

『専門医が教える　血液がサラサラになる食事と生活』（幻冬舎）

『別冊NHKきょうの健康　これだけは知っておきたい高脂血症　血液ドロドロを治す』（日本放送出版協会）

『予防とつきあい方シリーズ　高脂血症・肥満〜動脈硬化〜』（メディカルレビュー社）

平野　勉（ひらの・つとむ）

1953年生まれ。昭和大学医学部第一内科教授。昭和大学病院（呼吸器、膠原病、糖尿病内科）および昭和大学附属東病院（一般内科）にて診療をおこなう。1980年昭和大学医学部卒業、2006年より現職に。脂質代謝、糖尿病、動脈硬化を専門としている。

装幀　カメガイ デザイン オフィス
装画　サダヒロカズノリ
本文デザイン　(有)ライムライト
本文イラスト　植木美江
校正　滄流社
編集協力　オフィス201（斉藤あずみ）　中山恵子
編集　鈴木恵美（幻冬舎）

健康診断で
コレステロール値が高めの人が読む本

2007年2月25日　第１刷発行
2014年5月30日　第４刷発行

著　者　平野　勉
発行者　見城　徹
編集人　福島広司

発行所　株式会社 幻冬舎
〒151-0051　東京都渋谷区千駄ヶ谷4-9-7
電話　03-5411-6211（編集）　03-5411-6222（営業）
振替　00120-8-767643
印刷・製本所　株式会社 光邦

検印廃止

ISBN978-4-344-90102-5 C2077
Printed in Japan
幻冬舎ホームページアドレス　http://www.gentosha.co.jp/
この本に関するご意見・ご感想をメールでお寄せいただく場合は、comment@gentosha.co.jpまで。

幻冬舎の実用書

芽がでるシリーズ

イラスト図解　治し方がよくわかる心のストレス病

竹之内敏　Ａ５判並製　定価（本体１３００円＋税）

ストレスで体や心の不調がありませんか？　入浴、睡眠、食事の注意点など、ストレス病を克服するための、すぐにできるノウハウ満載。ストレスレベル自己診断や耐性度のチェックリストつき。

イラスト図解　治し方がよくわかる疲れ目・目の痛み

戸張幾生／監修　Ａ５判並製　定価（本体１３００円＋税）

働く人の半数が疲れ目に悩んでいる。肩こりや頭痛を招く深刻な症状を治すケアの仕方とは？　老眼、結膜炎、白内障、ドライアイ、コンタクトレンズのトラブルなど、目のトラブル全般を網羅した完全版。

専門医が教える　血液がサラサラになる食事と生活

和田高士　則岡孝子　Ａ５判並製　定価（本体１４００円＋税）

ドロドロ血液が生活習慣病の元凶だった！「黒い米」「赤い野菜」「黄色い野菜」「におい野菜」など、サラサラ血液に効果がある食品を体系的に紹介。今日から気軽に始められる、実例満載！

専門医が教える　健康食品・栄養成分早わかり

西崎統　Ａ５判並製　定価（本体１３００円＋税）

アガリスク、アロエ、プロポリス、ドクダミ、ローヤルゼリー……。あなたの体に何が必要か。どう摂るか。今、流行りの健康食品と栄養成分のすべてがわかる。生活習慣病を防ぐ栄養知識が満載！

専門医が教える　ビタミン・ミネラル早わかり

吉川敏一　Ａ５判並製　定価（本体１３００円＋税）

カルシウムの働きを助けるビタミンＤ、血管の老化を予防するビタミンＥ……。何をどう組み合わせるかが一目でわかる解説書。病気・老化を防ぐ、一週間の健康メニューとパワーレシピ付き。